W0085864

Jörg Vogel

… und mindestens einmal Sex pro Jahr!

Die geheimen Tricks Ihres Hausarztes, um noch älter zu werden

mit Zeichnungen von
Peter Dunsch

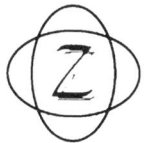

dr. ziethen verlag
Oschersleben

Bibliografische Information der Deutschen Nationalbibliothek:
Die Deutsche Nationalbibliothek verzeichnet diese Publikation
in der Deutschen Nationalbibliografie; detaillierte bibliografische
Daten sind im Internet über http://dnb.d-nb.de abrufbar.

© dr. ziethen verlag,
39387 Oschersleben, Friedrichstraße 15a
fon 03949.4396, fax 03949.500 100
e-Mail info@dr-ziethen-verlag.de
www.dr-ziethen-verlag.de
2013

Satz & Layout: dr. ziethen verlag
Umschlaggestaltung: Peter Dunsch
Alle Zeichnungen wurden auf einem WACOM-Tablett gefertigt.
Druck: Halberstädter Druckhaus GmbH
ISBN 978-3-86289-070-5
Gedruckt auf umweltfreundlich chlorfrei gebleichtem Papier.

Prolog

Die Deutschen werden immer älter – obwohl sie nicht müde werden, das Gegenteil vorherzusagen: „Mit Vierzig geht es los …", hört man oft anlässlich dieses Geburtstages.

Was geht los? Gar nichts. Man muss höchstens endlich mal wieder zum Zahnarzt. Daraus wird dann allerdings bei so manchem eine „Baustellenbesichtigung".

„Über Fünfzig, da kommen die Gebrechen …" – wie bitte? Oft kommt höchstens das Erbrechen, weil man bei der Geburtstagsfeier zu tief ins Glas geschaut hat. Ins Glas – nicht in die Urne! „Mit Sechzig zerbröseln die Knochen …" So ein Unsinn! Mit Sechzig lernen die Männer Kochen … weil sie erkennen: Essen ist der Sex des Alterns.

„Aber mit Siebzig, da liegt man dann schon halb in der Grube …" Stimmt nicht. Vielmehr liegt die Grube auf Ihnen. Nämlich in Form einer Fango-Packung im Kurlaub. Es riecht höchstens ähnlich.

Von der Achtzig redet heute schon keiner mehr. Die wird man. Wenn nichts dazwischen kommt.

Wir werden immer älter und Ihr Hausarzt mit Ihnen. Nur dem sieht man es nicht so an. Wie macht der das nur?

Lesen Sie seine Tipps und Tricks. Nehmen Sie wieder einmal teil an der täglichen Sprechstunde mit all ihrer meist unfreiwilligen Komik.

Genießen Sie die Neuerung in diesem Buch – die in vielen Kapiteln eingeflochtenen, herrlich saublöden medizinischen Gedichte! Denn Ihr Hausarzt dichtet auch. Wussten Sie das? Obwohl er kein Urologe ist. Aber der dichtet ja eher ab.

Damit die Nichtmediziner in der Bevölkerung (und davon gibt es jede Menge) einmal erfahren, was so ein Facharzt eigentlich macht beziehungsweise was ihn ausmacht, habe ich dies in Reimform zusammengefasst.

Diese Gedichte sind speziell den Kollegen gewidmet, die besonders wenig Gelegenheit zum Reden haben. Jeder wird jetzt sofort an den Pathologen denken. Aber nein, auch andere Arztgruppen fallen darunter.

Wenn Ihnen ein Gedicht gefällt, dann schenken Sie es Ihrem Facharzt. Am besten gleich samt dem Buch drum herum. Vielleicht zaubern Sie damit ein Lächeln auf sein Gesicht, und er sagt dann wenigstens: „Danke!"

Lachen ist gesund – und schon kennen Sie das erste Geheimnis des Uraltwerdens. Der ewige Griesgram dagegen löst sich irgendwann in seiner eigenen Magensäure auf.

Mit diesem Büchlein kann Ihnen das garantiert nicht passieren.

Herzlich, Ihr
Doktor Jörg Vogel

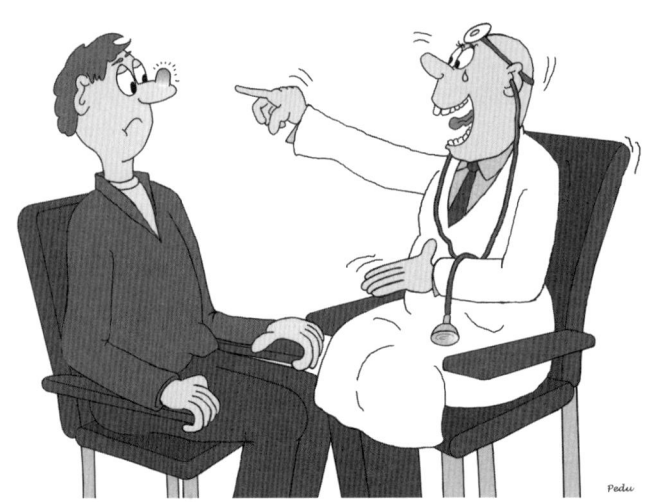

Das Phlegma der Satellitenschüssel

Auf eines Hauses schrägen Dache
hockt eine Satellitenschüssel.
Sie hält dort träge ihre Wache,
denn nur die Oma guckt ein bissel
in ihre Glotze. Und sie findet,
dass das Niveau dort stetig schwindet.
Drum schaltet sie auf Radiosender
und Elvis Presleys: „Love me tender".

Die Satellitenschüssel hat darauf gepfiffen:
Das ist doch alles aus der Luft gegriffen!

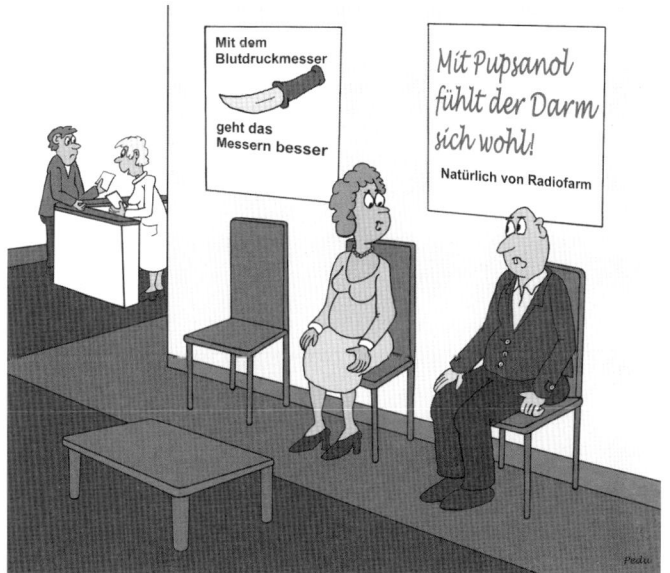

„Diese Analgamfüllungen sollen ja so gefährlich sein!"
„Ja ja, der Putin wird sich schon was dabei denken,
wenn er mit Rom gemeinsame Sache macht!"

... und mindestens einmal Sex pro Jahr

Sehr oft liest oder hört man in den Medien, dass wieder einmal ein Reporter einige Hundertjährige gefragt hat, wie man denn so alt wird. Die Antworten sind stets verschieden.

Die meistens zucken nur mit den Schultern. Sie wissen es selbst nicht so genau.

Manche sagen, sie hätten ihr ganzes Leben lang Knoblauch gegessen. Die wurden aber meistens auch verdammt einsam alt.

Andere hatten in ihrer Jugend vergessen, die Fahrerlaubnis zu machen und führten ihr Altwerden auf ihre lebenslange „Laufmasche" zurück.

Ein sehr faltenreicher Opa meinte gar: „Nicht rauchen – und mindestens einmal Sex pro Jahr."

Dem Reporter schien das doch arg wenig trotz des hohen Alters, und er fragte: „Wirklich nur einmal pro Jahr?" Worauf der Senior erwiderte: „Ja, die anderen beiden Male verschlafe ich meistens."

Fakt ist, dass sich die Anzahl der Hundertjährigen in den letzten acht Jahren verdoppelt hat. Dies ergab zumindest eine Studie der Universität Heidelberg. Man sucht nun auf der ganzen Welt nach dem „Methusalem-Gen". Nur die Rentenkassen hoffen inständig, es möge nie gefunden werden.

Auch bei mir in der Praxis hat die Zahl der Hochbetagten sehr zugenommen.

Aber zu meinem Erstaunen sind das nicht nur kleine, drahtige und schlanke Menschen. Auch richtige Wuchtbrummen werden heute Achtzig und älter. Die Gene spielen dabei schon eine große Rolle. Gerade solche alte Dicke haben nämlich erstaunlicherweise oft kein erhöhtes Cholesterin. Sie hatten einfach genetisches Glück. Gen-ial sozusagen. Denn, dass Cholesterin die Gefäße „verkalkt", ist eine Tatsache.

Altwerden heißt also auch, gut durchblutet zu werden. Jedenfalls dort, wo's darauf ankommt. Nicht unbedingt wie bei jenem 90-jährigen Opa, der in der Apotheke stand und hörte, wie ein junger Kerl eine Packung Kondome reklamierte: „Die Dinger können Sie wiederhaben! Die reißen ja sofort!"

Darauf rief der Alte: „Genau, und abknicken tun sie auch!"

Überhaupt scheint der Sex auch in höherem Alter eine größere Rolle zu spielen, als man glaubt. Eine 78-jährige Patientin, deren Mann vor ein paar Jahren verstorben war, schickte vor ein paar Wochen ein Foto an den „Club der einsamen Junggesellen", von dem sie aus der Zeitung erfahren hatte. Ich fragte sie, ob sie denn in ihrem Alter noch körperliches Begehren verspüre, und sie sagte: „Doktor, das hört nie auf."

Nun gut, vor kurzem bekam sie die Antwort vom „Club": „So einsam sind wir nun auch wieder nicht!" Trotzdem, sie hatte es versucht …

Die Ernährung ist wahrscheinlich ebenfalls sehr wichtig. Nach meiner Beobachtung gilt: Je älter man wird, desto weniger, desto pflanzlicher und desto fettärmer sollte man essen. Nur lohnt sich dann für manche eben das Älterwerden nicht.

Bei einem Hausbesuch in einer Siedlung am Stadtrand verriet mir eine 89-Jährige: „Das Geheimnis meiner jugendlichen Frische besteht darin, jeden Tag Bohnen aus dem eigenen Garten zu essen …"

Worauf ihr Sohn das Fenster aufriss und knurrte: „Aber ein Geheimnis ist das nun gerade nicht!"

Ganz wichtig scheint es mir, bis ins hohe Alter tätig zu sein. Nicht werktätig. Aber eben auch nicht untätig. Nur wer sich ein Leben lang fordert, wer sich das Mitdenken nicht ausreden lässt, wird auch wirklich und in guter Qualität alt. Viele haben das erkannt und die hiesige Senioren-Universität ist voll. Als Rentner einfach noch einmal studieren – wundervoll. Dagegen scheint das Tagesprogramm im deutschen Fernsehen eher auf das pünktliche Ausrotten programmiert zu sein.

Nein, Selbstdenken macht pfiffig! Als ich neulich an einer Kreuzung stand, bat eine alte Dame einen jungen Mann, ihr beim Überqueren der Straße zu helfen. Dieser sagte zu ihr: „Ja, gerne, aber wir müssen noch warten, bis die Ampel auf Grün schaltet."

„Dann kann ich es auch alleine!", motzte die Alte.

Es ist jedenfalls erwiesen, dass man selbst einiges tun kann, um das vorzeitige Altern aufzuhalten. Zum Beispiel nicht ohne fremde Hilfe bei Rot über eine Straße gehen.

Aber entscheidend für das Älterwerden ganzer Generationen sind schon die neuen verbesserten Medikamente. Mit ihnen kann man viele Risikofaktoren, die bisher das Leben begrenzt haben, einfach ausschalten. Vorausgesetzt, man nimmt sie ein und verfüttert sie nicht an den Hund.

Und wenn man gemeinsam mit seinem Partner (oder dem Hund) alt wird, steigen die Chancen auf die Hundert noch weiter. Auch das haben die Forscher herausgefunden. Wahrscheinlich, weil einer auf den anderen aufpasst. Sollte man zumindest denken. Nicht, dass es einem so ergeht wie jenem Bratscher, der nach seiner Pensionierung mit seinem Instrument nach Hause kam und von seiner Frau gefragt wurde: „Ach, du warst Musiker?"

Superstar

Hat einer einen grauen Star,
dann nimmt er manches nicht mehr wahr.

Und auch der grüne Star ist blöd,
wenn es dabei um's Auge geht.

Hat einer beide Formen gar,
nennt man das einen Superstar!

Doch Freude nicht begründet ist,
weil mancher schon erblündet ist.

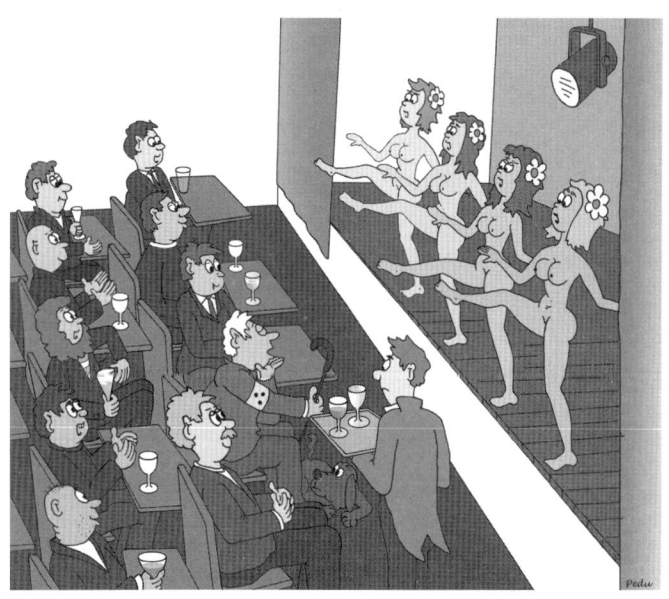

„Es ist doch immer das Gleiche,
ich kann's nicht mehr hören!"

Zu alt für kranke Kassen

Die Deutschen werden immer älter. Eine Studie hat ergeben, dass seit circa zehn Jahren die Lebenserwartung hierzulande jedes Jahr um rund drei Monate steigt.

Die kranken Kassen sehen das natürlich mit gemischten Gefühlen. Einerseits müssen sie sich politisch korrekt freuen, dass ihre Versicherten bei guter Gesundheit achtzig Jahre und älter werden. Andererseits rollt hier eine Kostenlawine auf sie zu, die ihren jetzt gerade mal vorhandenen Milliardenüberschuss wie Taschengeld aussehen lässt. Griechische Verhältnisse drohen! Doch dem deutschen Pensionär ist das egal. „Jaaaa, er lebt noch …!"

Wahrscheinlich werden die Kassen irgendwann ihre Werbe-Strategie ändern. So liest man auf großen Plakaten der AOK in jüngster Zeit noch den Spruch: „Wir wollen Sie so, wie Sie sind!"

In einigen Jahren hängt dann vielleicht im Altenheim ein Poster mit der Aufschrift: „Übrigens – Fliegenpilze sind doch nicht giftig! Ihre Krankenkasse".

Oder: „Reha-Sport war gestern. Bungee-Jumping für Senioren – eine Herzens-Angelegenheit!"

Heutzutage gibt es immer mehr Hochbetagte. Sie sind so alt, dass man glauben könnte, sie hätten in ihrer Jugend noch Menuett getanzt. Trotzdem erreichen viele ohne fremde Hilfe die Arztpraxis. Sie sind geistig und körperlich noch relativ vital.

Gut, sie haben ihre alterstypischen Beschwerden wie „Rücken" oder Darmträgheit. Oder Kummer mit ihrem deutlich kränkeren Ehepartner. Wie sagte neulich eine ältere Dame zu mir: „Herr Doktor, mir geht es gut. Aber mein Mann liegt jetzt schon seit zwei Wochen in der Geometrie."

Und manche ältere Herren haben sogar noch eine ziemlich junge Freundin.

So kam ein 84-Jähriger in die Praxis und sagte: „Herr Doktor, ich werde nächste Woche noch mal heiraten."

Ich sagte: „Schön für Sie. Wie alt ist denn ihre Braut?"

„Einundzwanzig", erwidert der alte Mann.

„Ach du lieber Gott!", sagte ich. „Aber ich muss Sie warnen. Jegliche Aktivität im Bett könnte tödlich sein!"

„Was solls?!" rief der Alte, „wenn sie stirbt, dann stirbt sie."

Es wundert nicht, dass unsere Politiker immer häufiger über die Verlängerung der Lebensarbeitszeit palavern. Sie selbst denken ja auch nicht ans Aufhören. Obwohl das manchmal die beste Lösung wäre. Aber nein, „merkelt auf!"

Stattdessen sollen wir uns von ihnen gewissermaßen ein „Schäuble abschneiden".

Die meisten Menschen, die heute mit sechzig oder fünfundsechzig Jahren in Rente gehen, sind noch ziemlich fit. Sie können so gut mit einem Computer umgehen wie eine russische Supermarktkassiererin mit ihren Rechenkugeln. Nur haben sie dabei eine höhere Fehlerquote.

Sie glauben gar nicht, was für Wahnsinns-Exel-Tabellen ich täglich präsentiert bekomme.

Falls nun in wenigen Jahren wirklich das Durchschnittsalter von neunzig Jahren erreicht wird, muss man sich also tatsächlich fragen, ob man nach der Pensionierung die verbleibenden fünfundzwanzig Jahre zu Hause herumlungern will. Langeweile macht krank!

Ich kenne viele Leute, die in der Zeit ihres Berufslebens so gut wie gar nicht in die Praxis kamen. Sie waren ordnungsgemäß überfordert und hatten schlichtweg keine Zeit, krank zu werden. Nach ihrer Berentung aber wurden sie rasch zu Stammgästen.

Es sei denn, sie hatten einen Beruf, den sie übergangslos in ein Hobby überführen können. Ich habe zum Beispiel einen ehemaligen Lehrer für Sport und Biologie als Patienten. Der ist sehr selten da. Denn er macht jetzt täglich riesige Radtouren und kommt dabei auf die absurdesten Gedanken. So fragte er mich neulich: „Was entsteht, wenn man eine Giraffe und einen Maulwurf kreuzt? Ein Bohrturm!"

Oder: „Was hat einen Sprachfehler und liegt am Strand. Eine Nuschel."

Dann zerfetzt er sich selbst derart vor Lachen, dass ich inzwischen im Nachbarzimmer acht EKGs ausgewertet und eine Wunde versorgt habe. Aber ich lasse ihm seinen Spaß. Hauptsache, er ist fröhlich. Denn dadurch altert er wirklich deutlich langsamer (ich aber manchmal umso schneller!).

Viele Menschen sitzen jedoch zu Hause und schauen schon nachmittags fern. Neulich sagte einer im Wartezimmer: „Bildung kommt von Bildschirm". Mein Ex-Bio-Lehrer würde sofort losfeixen und sagen: „Das stimmt. Denn käme sie von Buch, hieße es ja 'Buchung'."

Sehr häufig gucken solche ganztägig inhäusigen Leute dann diese sogenannten „Gesundheitsmagazine". Die sind aber gar nicht so gesund, wie sie tun. Weil den Redakteuren nämlich auch langweilig ist. Die berichten dann doch viel lieber über höchst seltene Krankheiten, anstatt über Bluthochdruck und Diabetes. Über so was redet keiner mehr. Das hat man!

Aber gegen den sehr seltenen „Morbus Meier-Motzen" ist kein Kraut gewachsen.

Nach der Sendung googeln und wikipedieren die Zuschauer alles, was zu dieser Krankheit im Internet zu finden ist. Oder sie wälzen sämtliche Ausgaben des „Apotheken-Bummi" der letzten zehn Jahre. Bis in die tiefe Nacht.

Am nächsten Morgen erscheinen sie dann kurz nach Sieben in der Praxis. Leidend und übernächtigt. Denn jetzt wissen sie es ganz genau. Gerade SIE könnten „Morbus Meier-Motzen" haben. Und das soll nun ausgeschlossen werden. Koste es, was es wolle!

Ich beruhige diese armen Leute dann manchmal mit dem Lieblingsspruch meines „Innere"-Professors aus Studienzeiten: „Seltene Krankheiten sind selten!"

Dieser Ausspruch scheint banal, aber er steckt voll tiefer Weisheit. Denn er hilft, unnütze Ängste und Kosten zu vermeiden. Selbstverständlich wird der Doktor die seltenen Krankheiten trotzdem im Hinterkopf haben. Oder sollte zumindest wissen, wo er darüber nachlesen kann. Aber sie sind eben selten!

So mancher Patient, bei dem ich nun wirklich keine Symptome des „Morbus Meier-Motzen" erkennen konnte, zog beleidigt von hinnen. Er ging dann einem anderen Kollegen auf die „Medizinbälle".

Oder er erschien zwei Tage später mit einer neuen Verdachtsdiagnose erneut in der Praxis. Dieses Mal mit einer bekannteren. So zum Beispiel ein Herr, Anfang Siebzig, der nach dem Schmollen wieder zu mir kam und sagte: „Herr Doktor, ich kriege doch immer dieses Sodbrennen, wenn meine Frau sonntags kocht. Ich habe bestimmt Helikopter-Bakterien."

„Sie meinen Heliobacter pylori, diese säurebildenden Stäbchenbakterien, die manche im Magen haben?"

„Ja, genau die! Und ich habe mal nachgelesen. Die müssen wir erigieren …"

„Sie meinen erradizieren …"

Er überstimmte mich: „Ja, richtig. Man nimmt dafür zwei Sorten Anabolika und einen Photo-Pumpen-Hemmer!"

Er meinte eigentlich Antibiotika und einen Protonenpumpenhemmer …

Allerdings: Mit einer Sache hatte er wohl gar nicht so unrecht. Ich kenne einige junge Kerle, die regelmäßig Anabolika einnehmen und aussehen wie der Kleiderschrank von Claudia Schiffer. Die haben ihre Leber derart ruiniert, dass man bei denen selbst mit hohen Dosen Viagra kein Stäbchen mehr erigieren kann. Deshalb wollen übrigens 50% aller Frauen keine Muskelmänner. Und 60% aller Muskelmänner mögen keine Frauen.

Wir haben es also heute mit gut fortgebildeten Senioren zu tun. Sie wissen, was sie wollen und was ihnen zusteht. Zum Beispiel zweimal jährlich Stützstrümpfe, ein Badewannenlift und was sie sonst noch so fanden auf der alljährlichen Messe der Sanitätshäuser.

Aber unsere Gesellschaft ist noch keineswegs auf das Älterwerden der Menschen vorbereitet. Lediglich einige Urlaubsregionen haben sich bereits auf die doch recht zahlungskräftigen „Kurlauber" eingestellt. Oder sie sind mit ihren Kunden gealtert, wie der Schwarzwald.

Aber bald wird es alle Lebensbereiche betreffen. Der Kreißsaal wird zum Greis-Saal.

Die Rolltreppe im Kaufhaus heißt dann „Rollatortreppe", und zwei Straßen weiter steht das Hotel „Inkontinental".

Und der unverwüstliche Rentenverweigerer Günter Jauch spricht in seiner Talkshow über die inzwischen erforschten drei Vorteile der senilen Demenz:

„Erstens: Man lernt jeden Tag neue Leute kennen.

Zweitens: Man kann das ganze Jahr über Ostereier suchen.

Und drittens: … man lernt jeden Tag neue Leute kennen …!"

Die unbestechlichen Möwen

Zwei Möwen hängen in der Luft,
sie wirken wie gemalt.
Das tun sie seit zwei Stunden schon,
natürlich unbezahlt.

Doch böte man den beiden Geld,
zwei Euro oder hundert,
dann hingen sie noch morgen dort,
und keinen hätt's gewundert.

Doch Möwenmama lehrte sie,
dass Geld zum Fraß nicht tauge.
Drum woll'n sie kein's – und wer's probiert,
dem scheißen sie auf's Auge.

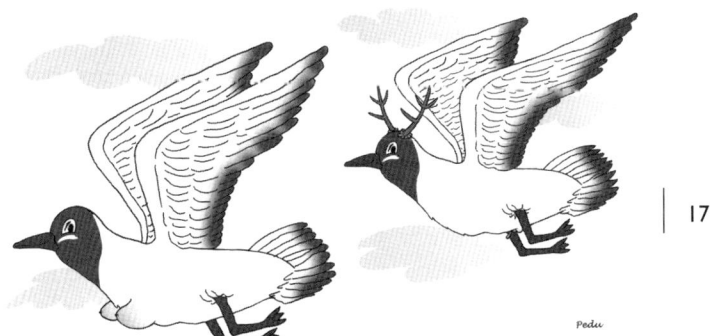

Möwenzippe und Möwenbock im Flug

Traumschiff oder Pflegeheim? Ein Praxistest für Untote

Wenn in der Nachbarschaft jemand Geburtstag hat, feiert die gesamte Straße in unserem Wohngebiet mit. Nun hat allerdings andauernd jemand Geburtstag. Wir feiern also ständig. Wenn es wirklich mal einen Monat gibt, in dem zufällig niemand geboren wurde, helfen wir uns mit anderen Feiertagen aus wie dem Tag des Deutschen Bieres (23. April), dem Weltverdauungstag (25. Mai) oder dem Welttoilettentag (19. November).

Vergangenen Oktober wurde unsere Nachbarin zur Linken Sechzig. Natürlich überhäufte man sie mit Geschenken, wobei eines besonders hervor stach. Von ihrer Frauentanzgruppe, den „Strammen Nudeln", bekam sie eine Reise geschenkt: eine Woche mit einem Traumschiff übers Mittelmeer. All inklusive. Nun hat ihre Tanzgruppe allerdings auch keine Mittel mehr, so dass sie sich wahrscheinlich in „Dürre Spaghetti" umbenennen muss. Die Reise war aber auch nicht billig.

„Trotzdem", behauptete Regina, die strammste aller „Nudeln", „ist so eine Woche auf einem Kreuzfahrtschiff immer noch günstiger als eine Woche im Pflegeheim."

Sie hatte nämlich soeben ihre Mutter in so einem Heim untergebracht, wofür nicht nur das ganze Pflegegeld, sondern auch noch deren gesamte Rente draufging. Es ist wie bei einer Sekte. Man gibt seinen kompletten materiellen Besitz ab und kommt nie wieder aus der Kiste raus.

Dieser Gedanke, dass eine Schiffsreise billiger als ein Pflegeheimplatz sein soll, ließ meine Frau und mich nicht mehr los. Ich meine, einschiffen kann man sich hier wie dort. Aber eine Kreuzfahrt bietet fast einhundert Prozent mehr an Erlebniswert. Auch wir müssen langsam ans Alter denken.

Deshalb beschlossen wir, dies zu testen. Zuerst schauten wir nach einer schönen Reiseroute, dann nach einem passenden Schiff. Gemäß dem alten Witz: „Was sucht eine Blondine in Indien? – Man sagte ihr, die Toiletten seien am Ende des Ganges" entschieden wir uns für den indischen Ozean und die „Costa Neoromantica".

Dieses Schiff schien uns für unseren Test am geeignetsten. Es wurde nämlich bereits bei der Beschreibung im Internetz darauf hingewiesen, dass es extra für die ältere (und, laut Costa-Kalkül, wahrscheinlich betuchtere) Bevölkerung umgebaut worden war. Theater raus, dafür mehr Luxussuiten und einen riesigen Spa-Bereich hinein. In letzterem werden dann die Falten der Luxussuite-Inhaber(Innen) glattgezogen und ihre Lymphe drainiert.

Keine vier Monate später ging es dann auch schon los. Meine Frau und ich schifften uns ein. Mit uns tausende Besitzer von Enkeln und Urenkeln. Allein wir beide senkten den Altersdurchschnitt schon beträchtlich. Bei einem Glas Sekt benannte ich das Schiff spontan in „Costa Antirheumatica" um.

Vom Aufbau her war es genau auf die älteren Passagiere zugeschnitten.

Zwei kleine Pools am Oberdeck, deren Wasserfarbe nach drei Tagen eher an ein Moorbad erinnerte. Außerdem drei Whirlpools, um die anstelle der üblichen Liegen überdachte Doppelbetten standen. Diese waren aus korbartigem Plastik und ließen sich ringsum mit Stoffplanen zuziehen So konnte keiner mehr sehen, was drinnen geschah. Paare auf der Hochzeitsreise hätten vor Freude laut gejubelt und darin sofort die Produktion von Kindern aufgenommen. Jetzt aber diente der Sichtschutz eher zum unauffälligen Wechseln von Inkontinenzmaterial bei Erwachsenen.

Äußerst positiv: Es gab Null Animation an Deck. Genau wie im Pflegeheim. Hätte auch Null Sinn gemacht. Dafür wurden im Schiff jeden Tag mehrere Tanzkurse angeboten.

Nachmittags gab es ein Antidemenztraining in Form eines Quiz und natürlich das unvermeidliche Bingo.

Insbesondere die Gesundheit stand tagtäglich im Vordergrund. Es wurde zu Kursen und Seminaren eingeladen mit Titeln wie „Was tun gegen Resthaar-Ausfall?", „Lohnt im Alter noch die Umstellung auf gesunde Ernährung?" oder „Bleiche Haut und bleiche Zähne – wie geht das?"

Sehr gut besucht auch das Highlight an der Bar „Ich mixe mir mein ‘Doppelherz' selber!"

Jeden Abend konkurrierten mehrere Bands in mehreren Sälen um das noch tanzfähige Publikum. Auch hier hatte man sich auf die Senioren eingestellt. Denn die lernten in den Tanzkursen, Rumba, Cha Cha Cha oder Reggea in einer Reihe zu tanzen. Das war prima, denn man brauchte dazu keinen Partner, weil der ja vielleicht sowieso schon längst weggestorben war. Oder zumindest schon schlafen gegangen.

Jedenfalls wurde diese Art Linedance begeistert angenommen. Irgendwie fühlten wir uns an frühere Urlaube erinnert, als unsere Kinder noch klein waren. Was damals der „ITSi-Club" war, ist heute „Ötzi-Club".

So schipperte man uns von einem Traumziel zum nächsten. Im Hafen warteten dann stets pünktlich die Busse für die Stadt- und Inselrundfahrten. Nur ganz selten traf einen das Schicksal dergestalt, dass man sich mal aktiv bewegen musste. Aber man konnte es, wenn man wollte.

Gegen Ende der Reise lud man die Passagiere noch zu einer Schiffsführung durch die Küche und die Mannschaftsräume ein. Nun muss aber die Costa-Reederei offensichtlich irgendwie ihr vor Sizilien gekentertes Schiff reinholen, das dort vor zwei Jahren von einem Schatten-Kapitän (ital.: Capitano Schettino) in Stein gehauen wurde. Deshalb sollten wir für diese Führung fünfunddreißig Euro bezahlen.

Das taten zum Glück nicht viele, so dass es dann doch einen DIA-Vortrag über unser Schiff gab. Hierbei erfreuten einige Passagiere mit Fragen wie: „Schläft die Mannschaft auch auf dem Schiff?", „Wie hoch sind wir über dem Meeresspiegel?" oder „Ruckelt es, wenn man über den Äquator fährt?"

Ich benannte deshalb bei einem weiteren Glas Sekt das Schiff erneut um in „Costa Neuroleptica".

Studieren konnte man auch die deutlichen nationalen Unterschiede auf diesem wunderbar internationalen Schiff:
Der italienische Rentner geht vormittags zum Tanzkurs.
Der russische Pensionär sitzt bereits morgens an der Bar und trinkt sich mit Wodka oder Whisky ins Leben zurück. Samt seiner jungen Geliebten.
Der deutsche Rentner geht nach dem Frühstück zum Arzt. Das kostet im günstigsten Fall zweiundfünfzig Euro pro Konsultation. Wenn dem Doktor der beschwerliche Hausbesuch in die Kabine abverlangt wird, zu der er immerhin mit dem Fahrstuhl fahren muss (!), gar fünfundsiebzig Euro.

Doch abends schwärmen die deutschen Senioren dann, wie schnell die Spritze vom smarten Schiffsarzt gewirkt hat. Und dann tanzen sie manchmal sogar.

Zusammenfassend kann man sagen, dass meine Frau und ich diese „Dienstreise" wirklich genossen haben. Was kann es Besseres geben, als jeden Tag von seinem schwimmenden Hotel an einen anderen schönen Ort gebracht zu werden?

Als Tänzer kamen wir auch jeden Abend auf unsere Kosten und umschlichen den „Ötzi-Club" mit so manchem Tango oder langsamen Walzer.

Das Essen war auch gut, nur an Obst und Gemüse wurde gespart. Es wächst halt nichts draußen auf See. Außer Seegurken vielleicht.

Aber die These, dass eine Kreuzfahrt billiger sein sollte als das Pflegeheim, kann als widerlegt gelten. Zumindest für die Costa. Es sei denn, man geht nirgendwo an Land, trinkt nur das aufbereitete Meerwasser aus dem Wasserhahn der Kabinentoilette und vermeidet es, sich bei der philipinischen Zimmerfrau mit einem Trinkgeld zu bedanken, weil sie aus dem Nachthemd einen Schwan gefaltet hat. Alles andere lässt sich die Costa zusätzlich bezahlen. Das bayrische Wortspiel „Costa? – Kost a nix!" ist reines Wunschdenken. Deshalb legen in Bayern auch so selten Kreuzfahrtschiffe an.

Nur einen ganz entscheidenden Nachteil hat so eine mehrwöchige Schiffsreise. Man nimmt mehrere Kilo an Gewicht zu. Ob man will oder nicht.

Meine Frau hatte mir zum letzten Weihnachtsfest eine sprechende Waage geschenkt. Ich wusste schon damals nicht, ob ich mich darüber freuen sollte. Als ich mich nun, endlich wieder zu Hause, auf dieses Gerät stellte, ertönte eine warnende Stimme: „Bitte nur eine Person auf die Waage steigen!"

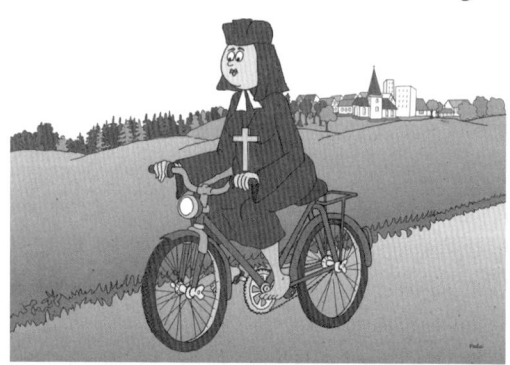

Vorsicht Internet: Über ebay buchte Schwester Johanna am 1. April ihre erste Kreuzfahrt und wurde bitter enttäuscht.

Computerliebe

Mein Freund ist ein Computer, den frag ich jeden Scheiß.
Und meist ist er ein Guter und sagt mir was er weiß.
Doch weiß er mal nicht weiter, das nehm' ich ihm nicht krumm.
Dann denk ich still und heiter: Mensch, sind Computer dumm!

Doch jüngst wollt' mein Computer gar nichts mehr für mich tun.
Er schrieb, er werde Mutter und müsse deshalb ruh'n.
Und dann nach ein paar Tagen gebar er wie der Blitz
Und völlig ohne Zagen zwei hübsche Megabits.

Die süßen kleinen Luder sind pfiffig und voll List.
Sie lernen's vom großen Bruder, der Taschenrechner ist.
Drum mach deinen Computer so glücklich wie du bist:
Stell ihn zu einem andern, der kompatibel ist!

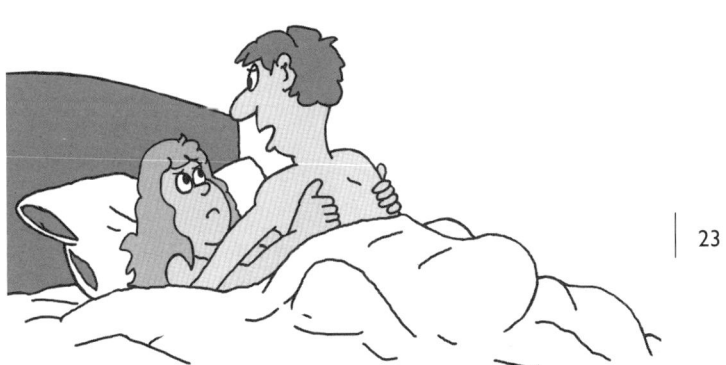

Mein Systemadministrator am 12.5., 23.10 Uhr:
„Störung in der Hardware, er fährt nicht hoch!"

Von Natur aus doof? Nee, Computer gekauft!

Der Computer hält immer mehr Einzug ins tägliche Leben. Er erzeugt damit ganz neue Krankheiten wie „PC-Sucht" oder „Digitale Demenz" (Letztere Diagnose kreiert von Manfred Spitzer in seinem gleichnamigen Buch).

Auch aus der Arztpraxis ist der PC nicht mehr wegzudenken. Ich nutze ihn vor allem zur Praxisverwaltung und zum Drucken von Formularen und vor allem Rezepten. Dadurch kann der Apotheker sogar lesen, was der Arzt da aufgeschrieben hat.

Früher war ja die Doktorschrift berüchtigt. Es soll Patienten gegeben haben, die ein ärztliches Rezept als Befreiungsschein vom Wehrdienst benutzt haben oder als Eintrittskarte für Schwimmbäder und Zirkusveranstaltungen.

Nun jedoch, in Zeiten der Lesbarkeit ärztlicher Verordnungen, fordern die kranken Kassen immer häufiger, dass statt des Medikamentennamens nur noch der Wirkstoff auf dem Rezept steht. So spart man Kosten. Denn die Apotheker müssen jetzt das billigste Medikament mit eben diesem Wirkstoff heraussuchen, dessen Hersteller sie manchmal nur in Indien findien.

Aber vor allem von einer anderen Seite her entert der Computer zunehmend die ärztliche Praxis. Nämlich in Form von total vernetzten und verlinkten Patienten.

Führend dabei sind natürlich die Jugendlichen. Die kommen, ohne den Blick von ihrem Smart-Phone zu lassen, regelrecht ins Sprechzimmer gewankt.

Ich begrüße ihn: „Guten Tag, was führt Sie zu mir?"
Jugendlicher: „Heee?"
Doktor: „Was haben Sie für Beschwerden?"
Jugendlicher: „Keine Ahnung."
Doktor: „Wann hat das angefangen?"

Jugendlicher: „Weiß nicht. Vor einer Woche."

Doktor: „Und ist es inzwischen besser geworden?"

Jugendlicher: „Keine Ahnung."

Doktor: „Was haben Sie denn heute noch für Beschwerden?"

Jugendlicher: „Weiß nicht. Schwindel und Kopfschmerzen."

Doktor: „Was machen Sie beruflich?"

Jugendlicher (sichtlich genervt): „Heee?"

Doktor: „Was arbeiten Sie?"

Jugendlicher: „Keine Ahnung."

Jetzt will ich ihn untersuchen. Erst nachdem er seinen „Status eingefroren" hat, lässt er sich von mir auf die Liege legen. Ich schaue nach der Halswirbelsäule, messe den Blutdruck – nichts.

Nun fragt er plötzlich: „Und, was hab ich?"

„Weiß nicht."

„Schreiben Sie mich nun krank oder was?"

„Keine Ahnung."

Der smarte Phoner steht entnervt auf: „Mann, eh, nich mal richtig reden kann man mit euch Weißkitteln!"

Dann grapscht er sein Smartphone von meinem Schreibtisch und geht. Ob er jemals wiederkommt? Weiß nicht!

Bei den Leuten mittleren Alters ist der Computer oft aus der täglichen Selbstdiagnostik nicht mehr wegzudenken. Hier führt er eher zu „digitaler Phobie".

So kam eine Frau, Ende dreißig, zu mir, Lehrerin, privat keine Kinder. Sie hatte Halsschmerzen und sagte: „Herr Doktor, ich habe mit Sicherheit eine Thyreoiditis."

Ich war überrascht von soviel diagnostischer Kompetenz: „Was haben Sie? Eine Schilddrüsenentzündung?"

„Ja. Ich leide seit drei Tagen unter Halsschmerzen und war gleich mal in einem Halsschmerz Chatroom. Dort haben über zwanzig User Thyreoiditis. Das scheint total rumzugehen. Zwei von ihnen haben mir sogar eine Nachricht geschickt, dass sie bereits daran verstorben sind!"

Selbst die Rentner hat man inzwischen als Käufergruppe von Computern entdeckt.

So gibt es in Frankreich eine Firma, die seniorengerechte Laptops anbietet, mit Tasten so groß wie Marmeladendeckel. Wenn dann Opa wieder einmal vergisst, die Toilettenspülung zu betätigen, drückt er einfach F2 – „Schiffe versenken".

Es zeigt sich also, dass die Ausbreitung von Computern in alle Lebensbereiche nicht nur Vorteile bringt. Insbesondere bei Jugendlichen. Hier wirkt auch noch das Fernsehen als zusätzliches Massenverdummungsmittel.

So war vor Kurzem in einer Werbepause der deutschen (!) Fernsehsendung „The Voice Of Germany" folgende Botschaft zu sehen und zu hören: „Hey, wenn dir die Sendung gefällt, connecte dich mit uns und gib uns ein Like. Du kannst uns auch adden unter …"

Was soll man dazu noch sagen? Vielleicht ein Trost an alle Total-Computerisierten: Es ist nie zu spät! Wenn ihr irgendwann wieder normal reden lernen wollt und nicht so viel Geld habt: Beim Logopäden kann man die Rechnung auch abstottern!

Frühlingsdüfte

Es fläzt der Lenz auf Wiesen und in Bäumen.
Es ist so mild, man möcht' im Freien träumen.

Ja selbst in Kellern, Kammern und in Küchen
erstarrt die Luft bei all den Wohlgerüchen.

Nur unterm Dach, da plagt ein Wind die Oma,
dort hat die Luft ein anderes Aroma.

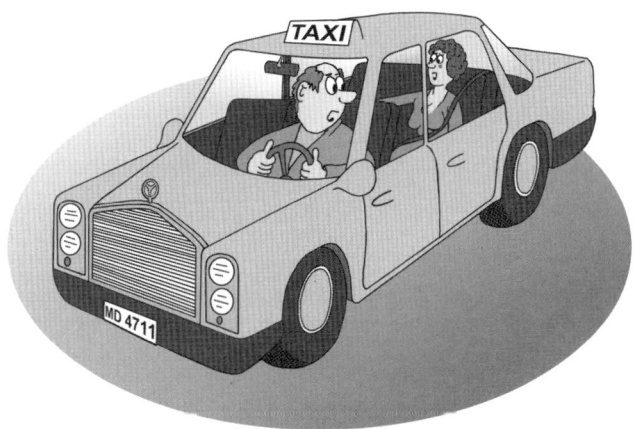

„Leiden Sie unter Blähungen?"
„Na klar, Jungchen. Oder denkst du, ich rieche immer so."

Herr Doktor, könn'se mal kommen? – Hausbesuche

Als Allgemeinmediziner gehört es selbstverständlich zum Job dazu, Hausbesuche zu machen. Auch deshalb wird man ja Hausarzt genannt. Ob man in der inneren Mongolei „Jurtenarzt" genannt wird, weiß ich nicht. Die Frage stellt aber niemand.

Solche Hausbesuche sind keine schlechte Sache. Man lernt das häusliche Milieu eines Patienten kennen, sieht, wie er lebt, ob er die Diät einhält und riecht die bisher verheimlichte Zigarette. Oder man trifft die sonst so schicke Frau Lehrerin auch mal im Jogginganzug an. Wenn der Patient schon lange in der Praxis überfällig ist, wird so ein Hausbesuch auch manchmal zur Leichenschau. So ist (oder war) das Leben.

Unter Profis unterscheidet man akute Hausbesuche und geplante Hausbesuche, letztere bei chronischen Patienten, die dauerhaft nicht mehr in der Lage sind, in die Praxis zu kommen. **Akute Hausbesuche** wegen eines lebensbedrohlichen Zustandes sind zum Glück für den Hausarzt (und den Patienten) selten. Zumindest in der Stadt. Dafür gibt es den Rettungsdienst. Vielmehr heißen sie so, weil sie sofort oder noch am selben Tag gefahren werden müssen und der Erkrankte es nicht in die Praxis schafft. Typische Beispiele dafür sind Diagnosen wie Rücken, Gallenkolik oder akute Verstopfung. Eine ältere Dame empfing mich mit den Worten: „Gut, dass sie kommen, Herr Doktor. An meinem Stuhlgang habe ich heute schwer zu kauen!"

Am Sonntagabend sind es auch manchmal nur Patienten, die sich die lange Wartezeit am Montag in der Praxis ersparen wollen. Oft sind sie überhaupt kein Notfall. Sie sagen dann so etwas wie: „Ich glaube, ich habe ein Gerstenkorn. Was soll ich machen?" – „Behalten Sie es im Auge!"

Akut-Hausbesuche sind auch dadurch charakterisiert, dass man als Arzt oft gezwungen ist zu improvisieren.

Der Kranke liegt in aller Regel auf dem Sofa. Vor diesem steht ein Couchtisch, den selbst die Klitschko-Brüder nicht fortbewegen könnten. Oft liegt der Patient auch im Ehebett seines Schlafzimmers auf der Fensterseite. Der Gang dahin ist so eng, dass man sich, ähnlich einem Kriminalkommissar, seitwärts schleichend, die Spritze im Anschlag, durchquetschen muss.

Merke: Das Schlafzimmer ist immer der Lagerraum der Familie. Und „mal schnell über die Frau steigen" muss nichts Anrüchiges sein.

Meist stehen um den Notdürftigen auch noch die Angehörigen herum. Sie beurteilen fachkundig oder ängstlich das Krankheitsbild, meist unter Hinzuziehung von Beispielen aus dem Bekanntenkreis oder der Apothekenumschau.

Häufig hilft sehr gut eine Spritze. Ist er (oder sie) zu allem Unglück aber so dick, dass ein alleiniges Drehen in Bauchlage nicht möglich ist, müssen diese Verwandten mit ran, indem sie den Patienten wälzen. Das erinnert manchmal an das schöne Märchen vom Rübchen. Und das Bett wird zum Wälzlager.

Man trifft im Notdienst die unterschiedlichsten Wohnbedingungen an.

So gibt es die ete-petete-Wohnung, wo die Hausherrin allen Ernstes verlangt, dass man die Schuhe auszieht. Erst dann darf man zum Notfall ins Schlafzimmer eilen. Es soll allerdings Kollegen aus dem operativen Bereich geben, bei denen bereits der Duft ihrer OP-Socken ausreicht, um den Kranken von der Eingangstür her ins Leben zurückzuholen.

Manchmal findet man aber Wohnhöhlen vor, in denen Jahrtausende alte Gerüche wieder auferstanden sind. Platz zum Hinsetzen findet man nicht. Die Stühle sind mit Klamotten behängt, die in punkto Sauberkeit an das Taschentuch eines Klempners erinnern. Dafür gibt es stets und überall einen Flachbild-Fernseher. Man muss eben Prioritäten setzen im Leben.

Meistens findet man aber ganz normale Haushalte vor.

Die Angehörigen haben mit warmen Umschlägen oder Kotzeimern bereits erste Hilfe geleistet. Manchmal so erfolgreich, dass der Arzt eigentlich gar nicht mehr zu kommen bräuchte. Denn der Patient befindet sich bereits im Genesungsschlaf. Aber einen Hausbesuch abmelden? Nein! Wenigstens mal draufgucken soll der Doktor! Nachts um zwei. Im 6. Stock. Bei kaputtem Fahrstuhl.

Lieber sind uns Ärzten da die **geplanten Hausbesuche**.

Meist handelt es sich um ältere und in irgendeiner Weise gehbehinderte Patienten. Die wissen immer ganz genau, wann der Doktor sein Kommen angekündigt hat und stoppen die Zeit. Fünf Minuten später und es ertönt die Bemerkung: „Ich dachte schon, Sie haben mich heute vergessen!"

Wenigstens sind sie gut vorbereitet.

Alleinstehende Herren haben meist alles beiseite geräumt, was sonst so herumliegt, so dass eine breite Notfallgasse von der Haustür bis in die Stube entstanden ist. Meistens finden sie ihr Hörgerät nicht. Dafür erzählt mir einer, ein Opa aus Bayern, immer denselben Witz: „Als meine Alte noch lebte, habe ich sie mal von hinten umarmt und gesagt: ‚Mann, hast du eine Mordsbrust!'" Da hat sie geschrien: „Du Depp, dös is mei Kropf …"

Die alten Damen sind meistens samt ihrer Wohnung erstaunlich aufgeräumt. Sie freuen sich über die Abwechslung. Weil ja sonst keiner vorbei schaut und mit ihnen redet. Ihre Lieblingsthemen sind das Wetter und die Arthrose. Manchmal bieten sie selbstgebackene Makronen aus dem Aldi an.

Übrigens ist das Wetter der Freund des Hausarztes. Auf dieses kann man alles schieben. Es gibt Tage, da ist in der Praxis oder bei den Hausbesuchen regelrecht das Jammertal eröffnet worden. Besonders an verregneten oder sehr heißen Tagen. Oder wenn es einen langen Winter gibt, der ewig nicht weichen will. Kein Patient, der nicht klagt. Obwohl es doch in der Zeitung stand, das mit dem BIO-Wetter.

Ab dem sechsten jammernden Patienten mache ich dann kurzen Prozess. Ich deute aus dem Fenster und ziehe ein Gesicht wie Mr. Bean. Soll heißen: „Ja, ja das Wetter … Es kommen auch wieder bessere Tage!"

Eine Besonderheit sind die **Hausbesuche im Pflegeheim**.

Zuerst einmal muss man sagen, dass, zumindest in unserer Gegend, die Pflegeheime viel besser sind als ihr Ruf. Jedenfalls der, den ihnen Fernsehsender wie SAT 1 zubilligen. Da in solchen Fernsehmagazinen aber „Reporter für uns kämpfen müssen" findet man stets zielsicher das negative Beispiel. Und wenn es in Rumänien ist.

Vielleicht baut man auch ein Film-Set in einer alten Werkshalle auf. Dort stellt man ein paar Betten und etwas Nachtgeschirr aus dem letzten Weltkrieg rein – zack, fertig ist das heruntergekommene Pflegeheim!

Nein, unsere Heime sind meist hell und gut ausgestattet. Die Pflegekräfte leisten ein Arbeitspensum wie unsere Kanzlerin bei der nächsten Griechenlandrettung. Nur tagtäglich und für etwas weniger Geld.

Manche Heime werden sogar beduftet, wie man es aus vielen Kaufhäusern kennt. Warum man allerdings überall das gleiche Urin-Pfirsich-Aroma bevorzugt, weiß ich nicht.

Als Arzt kommt man oft um die Mittagszeit zum Hausbesuch. Meistens schlafen dann die Patienten tief und fest. Es tut einem leid, sie durch das Aufpumpen des Blutdruckmessgerätes am Arm ins Hier und Jetzt zu holen. Ich möchte auch nicht so geweckt werden. Es sei denn, die Ärztin heißt Heidi Klum.

Vereinzelt verzichte ich auch mal darauf, sie zu stören, weil ich sie erst vor ein paar Tagen gesehen habe. Als erfahrener Hausarzt wird man ihnen aber zumindest kurz einen kleinen

Taschenspiegel vor den Mund halten. Denn schon manches wurde übersehen. Man denke nur an den schönen „Muss-nicht"-Reim von Jürgen von der Lippe: „Wenn einer still an einem Fluss liegt, dann kann er tot sein, aber muss nicht!"

Aus diesem Grunde werden von den Altenpflegern auch einmal im Monat, auf allerhöchste Weisung hin, sogenannte Vitalitätsprüfungen durchgeführt. Dabei werden Puls und Blutdruck gemessen. Falls wenig Zeit ist, kann man auch einfach mal neben dem Bett etwas Schweres fallen lassen – Schreckreaktion – Vitaltest bestanden. Nein, letzteres war jetzt ein Scherz …

Am Unbeliebtesten sind bei uns Ärzten zweifellos **akute Hausbesuche aus der laufenden Sprechstunde** heraus. Denn dann herrscht in der vollen Praxis plötzlich Stillstand und Siechtum. Die Mienen der Patienten schwanken zwischen Verständnis und Ärger. Aber was soll man machen, wenn eine Anruf kommt wie dieser: „Herr Doktor, kommen Sie bitte ganz schnell, meine Frau hat sehr hohes Fieber!"

„Wie hoch ist es denn?"

„Oje, das kann ich so genau nicht sagen, denn unser Fieberthermometer ist kaputt. Aber das Einkochthermometer steht auf Mirabellen!"

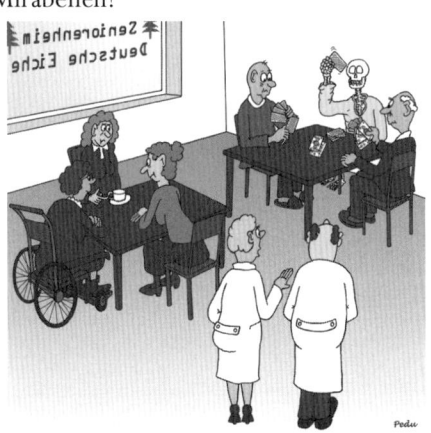

„Solange sein Geld pünktlich kommt, kann er bleiben!"

Herbstlied

Der Mais ist hochgewachsen.
Ganz pampig sind die Haxen.
Ein Uhu ruft: „Uhu!"
Der Bauer reibt die Hände.
Der Tag geht früh zu Ende,
und Säufer Karl ist eher zu.

Jetzt steigen wieder Drachen.
Man zieht sich wärm're Sachen
früh an und abends aus.
Die Schweine werden fetter,
und schlechter wird das Wetter,
und Vater wird der kleine Klaus.

Der Franz sitzt wegen Schiebung.
Im Sperrgebiet ist Übung
Im Schuppen stöhnt die Maid.
Der Mond ist aufgegangen.
Der Herbst hat angefangen.
Es wurde ja auch höchste Zeit!

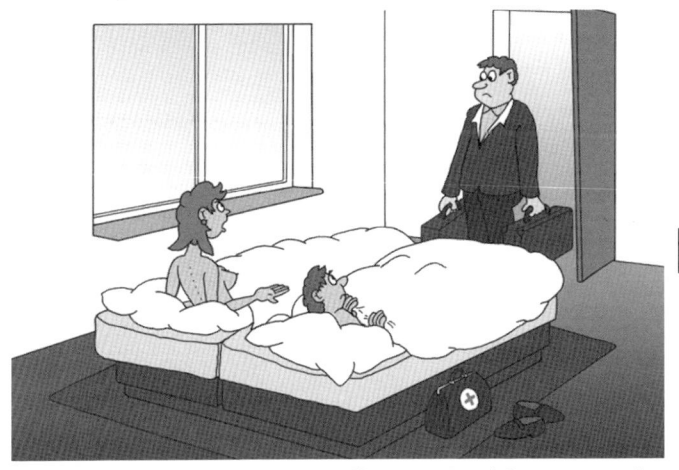

„Unser neuer Hausarzt, er wollte gerade Fieber messen."

Was kalbt denn da?

In Deutschland gibt es kaum noch Landärzte. Seit bekannt wurde, welche Mengen an schädlichem Cholesterin in Eiern und hausgeschlachteter Wurst enthalten sind, ist die Ursache für das Aussterben der Mediziner klar: Generalisierte Verfettung. Denn auf dem Lande wird der Doktor nun mal in dieser Währung bezahlt. Einfach, damit er seine Praxis nicht gleich schließt, kaum dass er das Rentenalter erreicht. Es kommt ja keiner mehr nach.

Nun hatte unser ehemaliger Junggesundheitsminister Rösler die Idee, bevorzugt Abiturienten zum Medizinstudium zuzulassen, die sich verpflichten, nach der Ausbildung für mindestens fünf Jahre freiwillig in die Verbannung aufs Land zu gehen.

Dazu soll bereits ein Notendurchschnitt von 3,5 ausreichend sein. Die Studienanwärter müssen zudem ein mehrwöchiges Praktikum auf einem Bauernhof absolviert haben, um typisch ländliche Krankheitsbilder wie chronischen Sauerstoffüberschuss, Mähdrescher- und Häckslerverletzungen und Alkoholvergiftungen nach Osterfeuer und Dorffesten kennenzulernen. Auch sollten sie einen Führerschein für landwirtschaftliche Nutzfahrzeuge haben, um Noteinsätze auf dem Feld gewährleisten zu können, wenn dort der Landwirt verletzt in der Krume liegt.

34

Während des Studiums werden dann in gesonderten Hörsälen mit Stallanschluss auch Grundlagen der Tiermedizin gelehrt, da die ländlichen Tierärzte ebenfalls vom Aussterben bedroht sind. So soll es später für den gut ausgebildeten jungen Landarzt unerheblich sein, ob die Bäuerin kalbt oder die Kuh. An entsprechenden Tier-Dummies kann emsig geübt werden. Nur die Kenntnisse in der Besamungstechnik muss sich der eifrige Studiosus selbst aneignen.

Nun ist Herr Rösler bekanntlich Arzt. Zwar kein „Herr Doktor", aber dafür kann man ihm diesen Titel später auch nicht aberkennen. Außerdem ist er ein Mann, der gern mit gutem Beispiel vorangeht und sich sogar öffentlich impfen lässt (siehe „Schweinegrippe" – die Überlebenden werden sich erinnern!).

Deshalb erwägt er ernsthaft, nach seinem Praktikum als Gesundheits- und Wirtschaftsminister eine Ausbildung zum Landarzt zu machen, um sich später als solcher niederzulassen.

Doch eines ist jetzt schon klar: Als ländliche Ersatzwährung werden von ihm lediglich Reisknödel akzeptiert.

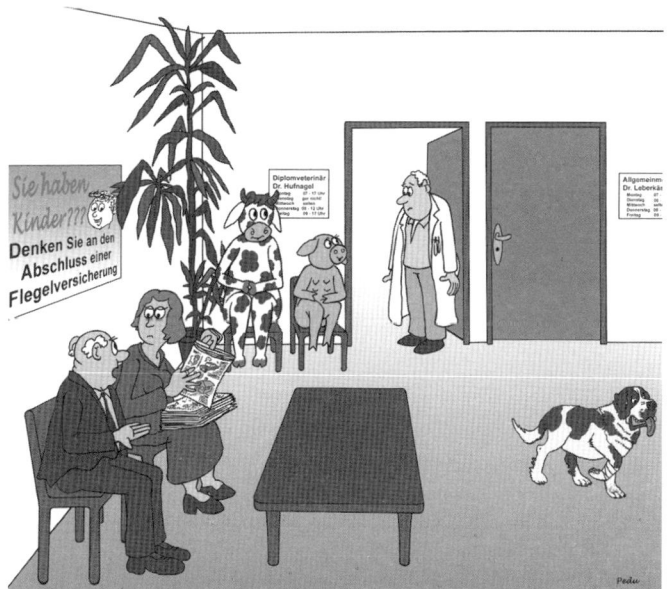

"Nichts gegen diese Gemeinschaftspraxen, aber ob es gerade ein Tierarzt sein musste?"

Das „NUR MAL SCHNELL-Syndrom"

Der innere Aufbau einer Arztpraxis ist eine Wissenschaft für sich. Insbesondere darf der Doktor vorn an der Anmeldung möglichst nicht zu sehen sein. Sonst wird er Opfer des „NUR MAL SCHNELL-Syndroms".

Das zeigt sich folgendermaßen:

Der Patient, der gerade hereingekommen ist, wedelt dem Doktor mit einem dreiseitigen, engbeschriebenen Zettel vor der Nase rum: „Könn'se NUR MAL SCHNELL auf meinen Befund vom ,Neprologen' gucken? Ich verstehe nämlich nicht, was da drin steht!"

Der Pharmavertreter: „Ich möchte Ihnen NUR MAL SCHNELL das neue Präparat vorstellen! Dauert nur zehn Minuten …"

Der Postbote mit dem Paket für Meiers von oben drüber: „Ich brauche NUR MAL SCHNELL eine Unterschrift, Herr Doktor. Sie nehmen es doch an für die Leute, oder? Ach, die sind weggezogen? Wohin denn? Haben Sie NUR MAL SCHNELL die Adresse?"

Der Frischoperierte: „Hier, gucken Sie mal, Herr Doktor! Ich wollte Ihnen NUR MAL SCHNELL meine Gallensteine zeigen. Solche Dinger! Wahnsinn, was?! Lass ich mir prima Manschettenknöpfe draus machen."

Wenn ich daran denke, wie die Ärzte früher die Zuckerkrankheit diagnostiziert haben, als es noch keine Teststreifen gab, dann geht es heute harmlos zu. „Diabetes mellitus" heißt nämlich wörtlich übersetzt „honigsüßer Durchfluss". Weil die alten Mediziner den Urin des Patienten tatsächlich kosteten und die Krankheit am süßen Geschmack erkannten. Da hieß es dann wahrscheinlich: „Herr Doktor, will Er NUR MAL SCHNELL probieren? Ich habe hier ein Fläschchen abgefüllt …" Prost!

Aber nicht nur Ärzte sind Opfer des „NUR MAL SCHNELL-Syndroms" sondern auch die Patienten selbst. Insbesondere die Guten und Schüchternen, die brav im Wartezimmer ausharren, bis sie aufgerufen werden. Schon aus diesem Grunde reagieren die Arzthelferinnen nebst gestresstem Chef sehr allergisch auf die NUR MAL SCHNELL-Drängler. Wer eine ärztliche Konsultation wünscht und kein Notfall ist, hat eigentlich zu warten, bis er dran ist. Die anderen müssen dies ja auch tun. Dafür gibt es ja das Warte-Zimmer.

Direkt vor der Empfangstheke befindet sich der „Vorwarte-Bereich".

Das sind drei nebeneinander stehende Stühle. Dorthin ruft die pfiffige Arzthelferin die nächsten Patienten, die gleich dran sein werden. Das hat den Vorteil, dass der Doktor nicht so brüllen muss, wenn er „Der Nächste bitte!" näselt.

Außerdem spart es Zeit. Denn der Patient hat dann die Lektüre schon beendet. Seine Sinne sind angespannt, und die Gehhilfe parkt in Reichweite. Klar, das macht nur ein bis zwei Minuten Zeitgewinn aus. Aber bei sechzig Patienten am Tag ist das eben auch mindestens eine gewonnene Stunde.

Interessanterweise kommt es im „Vorwarte-Bereich" regelmäßig zu einer Art „Patienten-Ballett". Wenn nämlich der ganz rechts Sitzende hereingerufen wird, erheben sich synchron die beiden Nächstsitzenden und rücken einen Stuhl weiter. Zeit- und Raumgewinn durch eine ungewollte künstlerische Darbietung, die aber nicht „Stuhlgang" genannt werden darf. Dieser Begriff ist schon besetzt.

Es erinnert eher an das alte Kinder-Spiel „Die Reise nach Jerusalem". Nur dass der ökonomisch denkende Erwachsene hier nicht wirklich aufsteht. Er hebt lediglich seinen Hintern um circa zwanzig Zentimeter an. Dann schiebt er ihn nach rechts, um sich dort seufzend wieder auf denselben fallen zu lassen. Schließlich ist er ja krank.

Wurde dann das Sprechzimmer samt Doktor erst einmal geentert, nutzen viele Leute diese Gelegenheit aber auch richtig aus. Schließlich haben sie zwanzig Minuten ihrer kostbaren Zeit verplempert, obwohl sie doch NUR MAL SCHNELL eine kleine Bitte hatten.

„Herr Doktor, ich brauche dringend ein Rezept wegen der Toilettensitzerhöhung für meine Schwiegermutter. Sie wissen doch, wegen dem Beckenbruch …"

Sogleich schreibe ich das gewünschte Rezept aus: „Eine Toilettensitzerhöhung. Diagnose: Beckenbruch …" Da sie aber sehr dick ist, schreibe ich sicherheitshalber darunter: „… bei der Patientin, nicht der Toilette".

„Und einen Regulator …"

Ich weiß, ich weiß. Er meint einen Rollator … kriegt er für seine Schwiegermutter … Rezept!

Während mein Nadeldrucker nadelt, sucht der Mann mit den Augen emsig seinen Körper ab. Gibt es denn nicht irgendetwas, was man dem Arzt schon immer mal zeigen wollte? „Und dann, Herr Doktor, wenn ich schon mal hier bin: Schauen Sie doch NUR MAL SCHNELL auf diesen 'Knubbel' hier! Ja, auf der Kopfhaut. Sie sehen nichts? Aber man fühlt den 'Nupatz' doch deutlich, wenn man drüber fährt. Ja, genau, so durch die Haare …"

Jetzt stellen sich mir zwei Fragen: 'Warum benutzt dieser Mann mit seinem schütteren Haar ausgerechnet ein rückfettendes Shampoo?'

Und: ‚Was ist ein Nupatz?'

In der Sprache der Patienten ist ein „Nupatz" die Einheit für die kleinste sicht- oder fühlbare Pickelgröße. Je nach

Gegend gibt es weitere Begriffe dafür, zum Beispiel der eben genannte „Knubbel", aber auch „Schniepatz", „Pipatz" oder „Pippex".

Egal. So was gehört da nicht hin und muss also weg. Richtig so. Es könnte ja auch bösartig sein. Also ab zum Chirurgen.

Ich bin noch beim Tippen der Überweisung, da meldet sich Herr Meier wieder: „Aber, Herr Doktor, was ist, wenn ich solche Nupatze auch innerlich habe? Könnten wir nicht mal ein Ganzkörper-CT machen?"

Auch das noch! Der Mythos vom „Ganzkörper-CT" entstammt wahrscheinlich einer amerikanischen Arzt-Serie, die im Privatfernsehen dauerhaft hoch und runter läuft. Chefarzt Dr. Miller zum Oberarzt: „Oh, mein Gott! Der Zustand des Patienten verschlechtert sich. Larry, veranlassen Sie sofort ein Ganzkörper-CT! Vielleicht hat er ja überall Schnicpatze!!!"

Aber im wirklichen Leben macht man so etwas nicht. Denn auch eine Computertomographie ist eine Röntgen-Untersuchung. Mit der Strahlendosis für den „Ganz-Körper" könnte man wahrscheinlich einen Ochsen braten. Außerdem, wer soll das bezahlen?

Nach fünfminütiger Diskussion sieht der Herr Meier das auch ein, und es folgt der nächste Gedankenblitz: „Aber mein Magenresidenz-Mittel brauche ich wieder."

Okay, er meint sein magensaftresistentes Medikament. Ich schreibe wieder ein Rezept aus.

In Meier arbeitet es sichtlich, dann kommt die nächste Frage: „Können wir denn nicht gleich mal wieder Blut abnehmen? Wenn ich schon mal hier bin? Ich habe nämlich häufig 'Untertemperatur'…"

In solch einem Moment werden mir zwei Dinge klar.

Erstens: Auch der Mythos „Untertemperatur" ist nicht totzukriegen. Insbesondere nicht bei gleichwarmen Lebewesen wie dem Menschen.

Zweitens: Es hätte wahrscheinlich viel Zeit gespart, wenn ich vorn an der Theke doch NUR MAL SCHNELL das Rezept für Schwiegermutters Toilettensitzerhöhung geschrieben hätte.

Aber manchmal kommen auch Patienten in die Praxis, die einfach NUR MAL SCHNELL Danke sagen wollen. Das sind schöne Augenblicke.

So wie jene ältere Dame, deren zählebigen Husten wir endlich wegbekommen hatten. Sie hatte dreißig Jahre im Reisebüro gearbeitet. Nun sagte sie: „Danke Herr Doktor. Ich huste nicht mehr. Hoffentlich bleibt das so. TUI TUI TUI!!!"

Die Augenärztin

Es ist die Augenmedizin
rein von der Sache her recht clean.
Drum ist, so folgert mancher schlau,
der Augenarzt meist eine Frau.

Die Augenärztin ist oft schlank,
von zartem Wuchs und flinkem Gang.
Und mit gepflegten Händen dreht
sie scharf und schärfer ihr Gerät.
Das Beste daran jedenfalls,
das ist ihr schöner langer Hals.

Doch der Patient ist übel dran,
da er ja kaum was sehen kann.
Und sieht er wieder, ist's zu spät,
weil er dann fertig ist und geht.

Zwei Hunde

Zwei Hunde laufen durch das Gras
und machen dies und machen das,
und machen das und machen dies,
benässen Baum, behäufeln Kies.

Doch einer macht gar dies und jenes
und beißt sein Herrchen in den – Schuh ...
So strebt ein Wochenend', ein schönes,
mit Kümmernis dem Montag zu.

Und Herrchen schreit aus vollem Munde:
„Was seid ihr doch für blöde Hunde!"

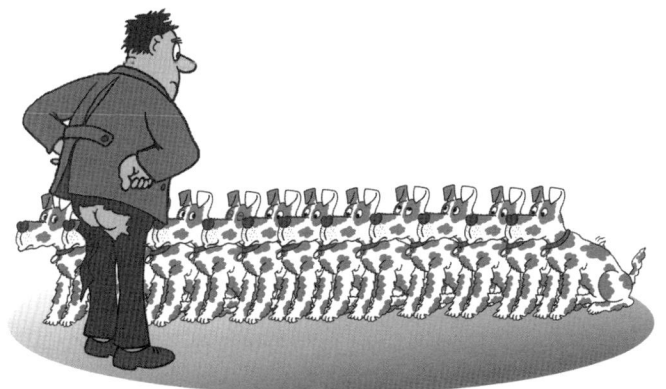

Ärzte – frisch gepresst

Zwischen Medizinern und der nichtärztlichen Presse besteht seit Jahren kein gutes Verhältnis. Weil wir Ärzte irgendwelche große Zeitungen einfach nicht brauchen. Höchstens manchmal, um sie zu lesen. In Deutschland unterliegt der Ärztestand nämlich schon lange einem strikten Werbeverbot.

Allein der seltene Fall, dass eine Zeitschrift mal positiv über einen Arzt berichtet, birgt schon den Geruch unerlaubter Werbung in sich. Denn danach ist die Praxis voll. Logisch.

Ich persönlich finde dieses Werbeverbot richtig. Denn mit guten Ärzten ist es wie mit guten Büchern: Sie sprechen für sich selbst. Deshalb war ich auch sehr erstaunt, dass das ärztliche Werbeverbot offensichtlich nicht in ganz Deutschland gilt. In der Münchener U-Bahn zum Beispiel klebt überall an großen Wandzeitungen die pure Arztwerbung. Interessanterweise ist diese gleich in einer Art Kausalkette angeordnet: Fitness-Studio – Orthopädische Praxis – Bestattungsinstitut – Rechtsanwalt (mit Schwerpunkt Arzthaftungsrecht). Da kann man sich als „Aus(bundes)länder" ein Grinsen nicht verkneifen.

Wenn wir Mediziner die Medien vielleicht wirklich mal brauchen, dann zur Warnung der Bevölkerung vor Gefahren im gesundheitlichen Bereich. Ich selbst habe vor vielen Jahren schon einmal ungewollt davon profitiert.

Damals, ich war gerade elf Jahre alt, erholten sich meine Eltern wie jeden Sommer von mir. Ganz einfach, indem sie mich in ein Kinderferienlager an der Ostsee schickten. Ich fuhr aber auch wirklich gerne hin. Dort gab es immer gute Kumpels und meist eine hübsche Studentin als Erzieherin, die keinen BH trug. Außerdem waren da herrlich dicke Küchenfrauen, die sich noch freuen konnten, wenn ein Kind richtig aß! Und ich aß verdammt richtig.

Nach einigen Tagen schickte ich dann eine Postkarte mit folgendem Wortlaut nach Hause:

„Liebe Eltern!

Hier ist es schön. Das Essen schmeckt. Die Erzieherin ist okay, hat aber Pferdezähne. Macht Euch keine Sorgen! Euer Sohn Jörg.

PS: Was ist eigentlich eine Epidemie??"

Was ich damit auslöste, konnte ich natürlich nicht ahnen. Die Frage war eigentlich nur entstanden, weil wir Jungen abends in unseren Betten wirklich hochinteressante Gespräche führten. So behauptete mein Bettnachbar Tommy felsenfest, dass man es so bezeichnet, wenn die Mädchen ihre Tage bekommen. Seine große Schwester hätte ihre Epidemie schon seit zwei Jahren.

Mein Vater aber besorgte sich sofort die „Ostsee-Zeitung". Das war damals im tiefsten Sachsen gar nicht so leicht. Er war dann unglaublich beruhigt, als darin kein Wort von irgendeiner Massenerkrankung stand. Hier wirkte die Gazette ausnahmsweise einmal segensreich und entspannend.

Andererseits braucht die Presse die Ärzte schon. Vor allem für ihre Skandalmeldungen. Das Credo lautet: Mediziner sind stinkreich und äußerst bestechlich. Außerdem begehen sie für das viele Geld, das sie den Krankenkassen abluchsen, einen Kunstfehler nach dem anderen!

Man kann es tatsächlich und regelmäßig jedes Jahr verfolgen. Im Frühjahr steht unser Gesundheitssystem immer kurz vor dem Kollaps. Weil diese unbelehrbaren Quacksalber zu viele und zu teure Medikamente verschreiben.

Im Herbst erscheint dann eine winzige Pflichtmeldung auf Seite Zehn im Wirtschaftsteil: „Die Krankenkassen werden das Jahr voraussichtlich mit einem Plus abschließen."

Nun kann sich jeder selbst beantworten, was in den Köpfen der Bevölkerung hängen bleibt!

Jetzt, anno 2013, wo die Kassen nachweislich im Gelde schwimmen, holt man eine andere Keule aus dem Keller.

So schrieb eine große Tageszeitung mit einem B (wie Blöd) im Titel darüber, wie korrupt die Ärzte in Deutschland doch seien. Sie werden regelmäßig von Pharmafirmen bestochen, damit sie bestimmte Medikamente verschreiben. Und als „Experten" holt man sich stets jenen frisch gelackten SPD-Professor hinzu. Den mit der Fliege am dürren Halse. Was dieser dann so absondert – da sieht man ja vor Lauter Bach das Ufer nicht mehr.

In der tagtäglichen Praxis findet sich allerdings das genaue Gegenteil. Als Hausarzt wird man von großen Krankenkassen regelrecht genötigt, bestimmte Medikamente eben *nicht* zu verschreiben. Angeblich weil sie zu teuer sind. „Ausreichend und wirtschaftlich" soll die Therapie sein – auf Deutsch: Das Billigste ist gerade gut genug. Die Leute leben eh schon viel zu lange!

Noch eins kommt hinzu. Die meisten Journalisten schreiben oftmals freudig voneinander ab. Genau dadurch wird aus einer Meldung erst ein Skandal.

Gleich am nächsten Tag spie unsere größte hiesige Tageszeitung in ihrem Leitartikel Gift und Galle, wie bestechlich die Ärzte doch sind. Nicht mal richtig selbst bestrafen würden sie sich! Geldbußen, Approbationsentzug, ja sogar Haftstrafen – das wäre ja wohl das Mindeste. Es klang wie die Heilige Römische Inquisition.

Und immer „die Ärzte". Nicht Dr. Unhold aus Schweinstadt oder Professor Raffke aus Knetenhausen sondern „… die Ärzte". Danke für die Blumen!

Merkwürdigerweise erschien am darauffolgenden Tag in der gleichen Zeitung auf Seite Drei ein ganzseitiger Artikel über den Hausärztemangel in Sachsen und Brandenburg.

Ja, was denn nun? Erst allen die Approbation entziehen und sie dann händeringend bitten, sich doch wieder um die Kranken zu kümmern??

„Die spinnen, die Römer!", würde Asterix sagen. Dem kann ich mich nur anschließen.*
* Dieser Beitrag wurde niedergeschrieben mit einem Bestechungskugelschreiber der örtlichen Sparkasse!

Der Chirurg

Es zeigt sich des Chirurgen Lust
zumeist an seinem Messer,
denn operiert er, weicht der Frust,
und schon geht es ihm besser.

Dann schneidet er mit Akribie
die Warzen aus dem Finger,
und ganz verzückt beschaut er sie,
die kleinen derben Dinger.

Hat der Patient zu allem dann
vielleicht noch Gallensteine,
sagt der Chirurg: „Tja guter Mann,
die Galle, die ist meine."

Die Gallensteine (alle vier)
kriegt Ehefrau Anette.
Daraus macht ihr ein Juwelier
dann einen Ring nebst Kette.

Fortbildung in Köln-Bonn

(Wohnzimmer. Abends. Arzt kommt von der Arbeit nach Hause.)

Frau: „Hallo, Schatz, na wie war dein Tag? Bist du heute wieder schön bestochen worden?"

Arzt: „Und wie, meine Liebe! Und wie! Heute habe ich eine Flugreise abgestaubt zur Fortbildung. Und weißt du, was das Beste ist?? Du darfst mi-it!!"

Frau: „Au fein, da freue ich mich. Wo geht's denn hin?"

Arzt: „Jetzt setz dich erst mal! Wir fliegen nächsten Samstag … nach Köln-Bonn! Mit RyanAir. Dort, gleich auf dem Flughafen, wird dann von 10 bis 18 Uhr die Fortbildung sein und du, mein Schatz, kannst inzwischen in den Flughafenshops nach Herzenslust bummeln gehen."

Frau: „Ach Liebling, ich freu mich so! Wer hat uns denn diese Reise spendiert?"

Arzt: „Irgendsoeine Firma, die Asthmamittel für Kettenraucher herstellt. Wie sagte früher unser Professor immer? 'Sie dachte, es wär' Leidenschaft. Derweil war es doch Asthma!' Ha, ha, ha …oder Malboro … ha, ha, ha …" (lacht sich krank)

Frau: „Und wir übernachten dann …"

Arzt: „… natürlich gleich auf dem Flughafen! Die haben doch dort diese hübschen Feldbetten. Weißt du noch? Wie vergangenes Jahr bei der Fortbildung 'Zeckenbisse hautnah', als wir im Zelt hinter dem Forsthaus geschlafen haben."

Frau: „Ach ja, das war toll. Und wie viel Spaß wir hatten. Ich muss jetzt noch lachen, wie dieser Urologe, Dr. Stange hieß er, immer beim Pinkeln draußen gerufen hat: '… und jetzt fließt Harn auf den Farn!' Ha, ha, ha …"

Arzt: Gut, die Flughafengebühr wegen der Übernachtung müssen wir alleine bezahlen. Aber dafür ist der Flug nach

Köln-Bonn völlig umsonst! Lediglich vierzig Euro Zuzahlung pro Person …"

Frau: „Von welchem Flughafen fliegt denn RyanAir ab?"

Arzt: „Ich glaube von Magdeburg."

Frau: „Und wie kommen wir dahin? Nach Magdeburg?"

Arzt: „Na mit dem Auto, Schatz. Und was das Beste ist: Auf dem Rückweg von Magdeburg nach Hause darfst DU fahren. Mit meinem Mercedes. Gleich, nachdem du die Parkhausgebühr bezahlt hast. Ja, das ist schon mal was anderes als dein Twingo, was?"

Frau: (lächelt dankbar)

Arzt: „Übrigens müssen wir am Samstag früh auf dem Weg zum Magdeburger Flughafen noch Dr. Schulze und Gattin in Berlin einsammeln. Du weißt doch, der Schulze, mit dem ich zusammen studiert habe. Der immer diese schweinischen Witze erzählt …"

Frau: „Etwa der Proktologe Schulze? Nein, auf den habe ich keinen Bock. Der hat letztes Mal nur rumgemeckert, fand alles für den Arsch und vermutete überall ein Hintertürchen. Und überhaupt: Was hat der mit Asthma zu tun? Als Proktologe?"

Arzt: „Na, wie er selbst sagt: 'Ich kümmere mich um den Gesäßhusten!' Ha, ha, ha, ist das nicht köstlich?"

Frau: „Nein, das ist eklig. Da bleibe ich lieber zu Hause und gehe mit meinen Mädels zur Schlemmerparty der Kaufwelt-Sportabteilung. Die stellen an dem Wochenende die neue Kollektion vor."

Arzt: „Aber das ist Bestechung! Ihr sollt doch nur das teure Zeug von denen kaufen!"

Frau: „Können – aber müssen wir ja nicht. Und bei uns heißt das auch nicht Bestechung, sondern Sponsoring unserer Nordic-Walking-Gruppe. Denn eins weiß doch jeder: Bestochen werdet nur ihr doofen Ärzte."

Komm, Liebste

Komm, Liebste, lass uns gehen!
Das ist die dritte Galerie,
durch die ich heute mit dir zieh,
und das Hotel liegt vis a vis.
Komm Liebste, lass uns gehen!

Komm, Liebste, lass dich gehen!
Als junger Künstler brauchst du Schwein,
ich will dein geiler Keiler sein
und du die schwache Bache mein.
Komm Liebste, lass dich gehen!

Komm, Liebste, lass mich gehen!
Erst fesselst du mich mit dem Lasso,
dann redest du nur von Picasso.
Wie ich euch Kunststudenten hass' oh,
Liebste, lass mich gehen!

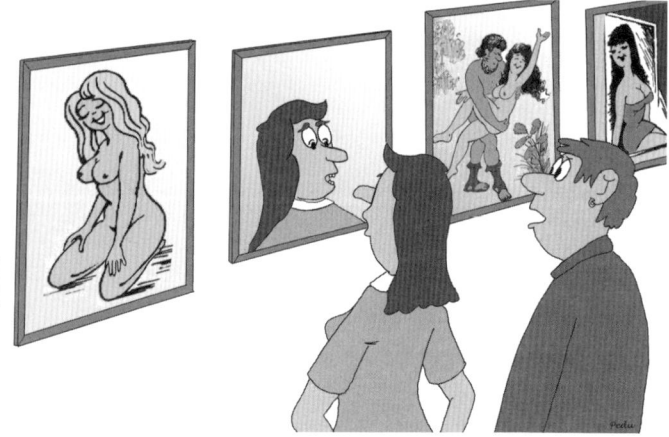

„Das ist aber ein hässliches Bild!"
„Nein, Jutta, das ist ein Spiegel!"

Ja, das Studium der Leiber ist schwer

Viele Leute vermuten zu Recht, dass das Medizinstudium grausam und schwer ist. So mancher Jungarzt verlässt die Uni als gebrochener Mann, von ungewöhnlichem Ernst, von Wissen gebeugt. Und wird Internist.

Man kann durchaus sagen, dass das Medizinstudium zumindest in den ersten beiden Jahren in punkto Fleiß und Auswendiglernen nur noch vom Jurastudium übertroffen wird.

In dieser kurzen Zeit bis zum Physikum presst die Uni in den Kopf des zukünftigen Arztes das gesamte Grundlagenwissen wie das Met in den Darm. Chemie und Biochemie, Physik und Biophysik, Gurke und Biogurke, alles! „Doktor met. Wurst" sozusagen.

Speziell im Fach Anatomie muss er sich den gesamten menschlichen Körper draufdrücken. Natürlich rein wissenschaftlich gesehen. Alle sechs Wochen murmelt er dann ganz verrückte Sachen wie: „Morgen habe ich Arm …" oder: „In zwei Wochen ist Schädel dran."

Um dieses Grundlagenpauken kommt keiner herum. Sonst sucht der Doktor später den Wurmfortsatz außerhalb des Bauchraumes. Zumindest bei den Männern. Und zumindest als Zahnarzt.

Das Medizinstudium wird aber noch durch ganz andere Dinge erschwert, die man so gar nicht vermuten würde. Zum Beispiel, weil in die Nachbarwohnung ein hungriges Rudel Medizin-Pädagogik-Studentinnen eingezogen ist. Logisch, dass diese Mädchen sich schon aus rein fachlichen Gründen für junge, knackige Medizinerkörper interessieren.

So kam es, wie es kommen musste. Schon am ersten Tag des neuen Semesters standen die Lehrerinnen in spe mit einer

Flasche Rotkäppchensekt vor unserer Tür: die vollschlanke Verena, die hochgewachsene Heidi und die redselige Reni.

Dem aufmerksamen Leser wird an dieser Stelle nicht entgangen sein, dass die Namen der Damen geändert wurden. Dabei habe ich pfiffigerweise zu den Anfangsbuchstaben ihrer hervorstechenden Eigenschaften einen passenden Vornamen gewählt.

Diese Technik erlernt man heutzutage zwangsweise. Durch nervende Massenmedien, deren Opfer ich wurde. Zum Beispiel durch Benjamin Blümchen-Hörspiele, die bei längeren Autofahrten unsere Kinder am Kotzen hinderten. Oder beim Zwangsgucken von „Bauer sucht Frau" (der „Muntere Milchbauer Martin", der pfundige Pferdewirt Pfranz" usw.), wenn meine Frau dummerweise die Fernbedienung in die Hände bekam.

Es macht aber auch Spaß. Versuchen Sie es doch auch mal in Ihrem Freundes- oder Verwandtenkreis. Vielleicht finden Sie einen „Gichtkranken Guido", eine „Klagsame Klara" oder einen „Notgeilen Norbert".

Aber bitte nur im Stillen. Denn es kommt selbst im fortgeschrittenen Stadium einer Fete nicht gut an, diese Menschen dann mit ihren neuen Namen anzusprechen. Und die Notaufnahmen in den Städten sind voll von Bürgern mit blauen Augen …

Jedenfalls bildete diese „Auf-gute-Nachbarschaft-Feier" den Auftakt für nunmehr tägliche Besuche unserer Nachbarinnen. Wir waren aber auch eine Super-WG, die stets beste Unterhaltung bot. Der lange Lars war eine Sportskanone und konnte auf den Händen laufen. Der kleine Knut sonderte ununterbrochen witzige Sprüche ab und brachte, nur durch Knopfdruck, Teewasser zum Kochen.

Ich konnte gleichzeitig Gitarre und Mundharmonika spielen. So landete ich einen lokalen Hit, indem ich in einer saulauen Frühlingsnacht die Winnetou-Melodie auf dem Balkon performte. Dabei schmolzen die Frauenherzen im gesamten Wohngebiet. Ich bekam alsbald unsittliche Angebote von vollbusigen Blutsschwestern und volltrunkenen Blutsbrüdern.

Das einzig Unpassende an diesem fröhlichen Leben: Wir waren eigentlich zum Studieren da! Irgendwann mussten wir auch mal etwas lernen. Als wir versuchten, dies unseren unersättlichen Früh-Lehrerinnen zu erklären, führte das zu Lachkrämpfen und dem Öffnen einer neuen Flasche Apfelwein.

Aber kurz vor „Bauch" hatte der kleine Knut endlich eine zündende Idee. Er hängte ein Schild an die Wohnungstür mit der Aufschrift: „Heute möchten wir nicht (auch von DIR nicht!) gestört werden!"

Das war genial, denn jeder, der es las, fühlte sich persönlich angesprochen. So auch unsere nachbarschaftliche Damenriege.

Leider hielt die Ruhe nicht lange an. Kaum war der „Bauch" bestanden, bestanden sie auch schon wieder auf einer Siegesfeier. Sie luden uns ein zu Pute in Rotweinsoße. Wobei weder Pute noch Soße eine Rolle spielten. Dann tanzte die hochgewachsene Heidi mit dem langen Lars und die redselige Reni mit dem kleinen Knut, der ihren Busen gleich zum Ohrenzuhalten nutzte. Nur die vollschlanke Verena wollte nicht tanzen. Sie hörte mir lieber melancholisch auf dem Balkon beim Gitarrespielen zu. Allerdings wurde sie sauer, als ich den Namen ihrer Lieblingsband mit „Simon und sein Furunkel" übersetzte. Na ja, Mediziner-Humor eben.

Zwei Wochen und viele Siegesfeiern später stand „Gehirn und Zentralnervensystem" auf dem Prüfungsplan. Zusätzlich wurden wir durch Biochemie mit Durchfall bedroht.

Also Alarmstufe eins. Wir versuchten, dies unseren lieben Nachbarinnen zu erklären. Aber wie immer war das gerade jetzt äußerst unpassend. Denn die hochgewachsene Heidi plante ihren zwanzigsten Geburtstag, den sie drei Tage zu feiern gedachte. So, als wäre sie am 17., 18. und 19. Mai geboren worden. Da ihre Wohnung zu klein war, hatte sie fest mit unseren Räumlichkeiten gerechnet. Was also tun?

Unser Schild hatte inzwischen seine Wirkung verloren wie ein Beruhigungsmittel mit zu kurzer Halbwertszeit. Schließlich kam wieder Knut die rettende Idee.

Da wir im Gegensatz zu unseren Nachbarinnen einen kleinen Gefrierschrank besaßen, erboten wir uns, die Eiswürfel für die Party zu liefern. Diese Dinger aber waren nicht nur eiskalt sondern auch boshaft. Knut füllte die Förmchen nämlich nicht nur mit Wasser. Er löste gleichzeitig pro Kammer eine wasserabführende Tablette darin auf. Seine Oma hortete die Pillen zu Hunderten in ihrem Medikamentenschrank. Dabei war sie schon seit einem Jahr tot. Zumindest starb sie immer dann, wenn Knut mal einen Tag frei brauchte.

Dann luden wir ein zur Weinprobe vor dem Fest, unter Studenten auch „Vorglühen" genannt.

Was soll man sagen? Unsere pädagogischen Nachbarinnen verbrachten die nächsten Tage und Abende in trauter Abwechslung hokus-pokus – auf ihrem Locus.

Nach diesem scheußlichen aber notwendigen Attentat geschah ein Wunder. Die Pädagogiksparte wurde in ein anderes Wohnheim (mit frisch sanierten Abwasserrohren) verlegt. Neben uns zogen Studenten der Kriminalistik ein. Die suchten sich als Tat-Ort lieber eine WG mit zukünftigen Zahnärztinnen aus. Denen wollten sie dann immerzu auf den Zahn fühlen.

Wir aber bestanden erfolgreich unser Physikum und wurden dabei älter und reifer. Und da ein Medizinstudium ab dem dritten Studienjahr immer besser wird, besuchten wir häufig drei hübsche Germanistinnen zwei Stockwerke über uns. Bis sie uns eines Tages ihre muskulösen Freunde und Verlobten vorstellten. Sportstudenten allesamt. Leider!

Seitdem hörte man viele saulaue Nächte lang eine einsam klagende Winnetou-Melodie vom Balkon eines Studentenwohnheimes, irgendwo mitten in Berlin ...

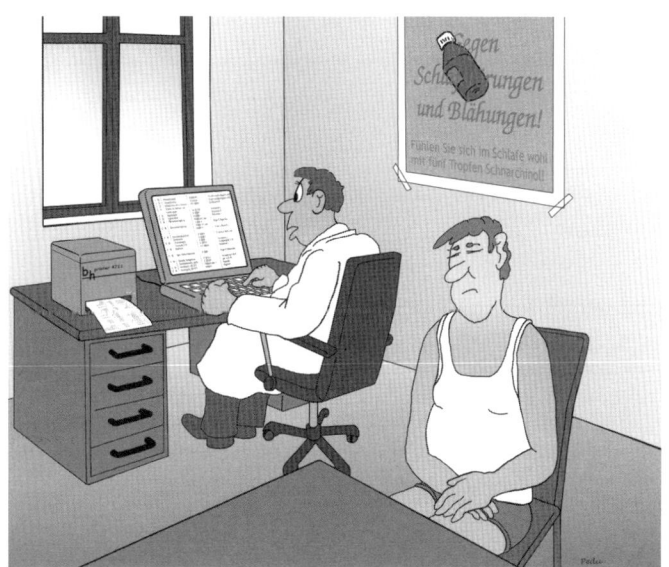

„Was da hilft, weiß ich nicht.
Aber ich gebe Ihnen erstmal das ganze Andere mit!"

Glück gehabt!

In einer Hand, da steckt ein Schiefer
aus Edelholz nicht, sondern Kiefer.

Der Handbesitzer ist Linkshänder
und hielt sich fest an dem Geländer,
an dem der Schiefer eben steckte
und sich gespannt nach oben reckte.

Da hat er Glück gehabt, der Gunther,
er rutscht sonst das Geländer runter.

Der Kinderarzt

Der Kinderarzt ist groß und stark,
verordnet allen Kindern Quark.
Dann werden sie in kurzer Zeit
genau wie er, so groß und breit.

Und haben sie was mit dem Bauch,
verordnet er Karotten auch.
Dann sind sie bald wieder gesund,
genau wie er so groß und rund.

Bei Husten gibt er Hustentropfen.
Die Mutter muss die Brust beklopfen,
natürlich die des Kindes mehr ...
dann wird es groß, gesund und schwer.

Doch wär' die Kinderarztstatur
sehr klein und dünn und schwächlich nur,
und täte er noch schlecht verdauen,
hätt' keine Mutter je Vertrauen.

Kinder, Kinder – und das in der Allgemeinarztpraxis

Wenn Kleinkinder in meine Praxis kommen, ist das meist etwas Besonderes. Denn wir haben in unserer Stadt ein gut gestricktes Netz von Kinderärzten, die sich gern um die kleinen Plagegeister kümmern.

Das Auftauchen von Kindern in einer Erwachsenenpraxis hat immer zwei Seiten.

Einerseits sind sie neugierig, sorgen für Unruhe und machen Türen auf, die sie besser nicht öffnen sollten.

Andererseits ist es für mich auch mal ein sehr schöner Anblick, wenn anstatt eines silberköpfigen Fassbierliebhabers eben mal so ein kleiner Mensch mit freiem Oberkörper vor mir steht und mit großer Ernsthaftigkeit tiiief atmet, damit der Onkel Doktor was hört. Da geht einem das Herz auf.

Aber kaum zurück im Wartezimmer, wo Mama gerade das kleinere Schwesterchen stillt, geht es dann schon wieder los: „Lars Thorben, lass den Rollator stehen. Den braucht die Oma zum Laufen!"

Oder: „Lars Thorben, mach sofort die Toilettentür wieder zu. Das weißt du doch von Opa: Ältere Männer brauchen nun mal länger, wenn sie müssen …"

Trotzdem stimmt es nicht, wenn manche Leute behaupten, die Kinder seien heute viel frecher als früher. Im Gegenteil. Wir hatten auch ganz schöne Früchtchen in unserer Schule …

Ein Beispiel: Als ich in der 3. Klasse war, hingen bei uns im Schulgebäude auf den Jungentoiletten Schilder. Darauf stand: „Bitte die Bonbons in den Becken nicht lutschen! Der Direktor". Unser Klassenfrechster Uwe Hübelmeier schrieb darunter: „Außer die Gelben! Die mit den Zitronengeschmack!"

Aber kleinwüchsiger als die heutigen Kinder waren wir.

Ich weiß es noch wie heute. Ende der dritten Klasse machten wir einen Klassenausflug zur Pferderennbahn in Berlin-Hoppegarten. Kaum dort angekommen, mussten wir natürlich sofort alle auf die Toilette. Doch da die Becken in der Herrentoilette ziemlich hoch hingen, blieb der Lehrerin nichts anderes übrig, als alle Jungs einzeln hochheben, damit sie pinkeln konnten. Endlich beim Vorletzten angekommen, ächzte sie: „Du bist aber nicht aus meiner Klasse!"

„Nee, ich bin der Jockey!"

Die klassischen Kinderkrankheiten sieht man heute in der allgemeinmedizinischen Praxis kaum noch. Meistens haben die Kinder einen grippalen Infekt oder Bauchschmerzen. Oder die Eltern haben im Internet gelesen, dass ihr Kleiner ein Aufmerksamkeitsdefizit-Hyperaktivitäts-Syndrom haben könnte. Kurz ADHS.

Das Kind kann man dazu meist nicht befragen, weil es MP3-Player-Stöpsel in den Ohren hat. Außerdem starren die Augen ganz nebenbei auf den Bildschirm einer mobilen Spielkonsole, deren Figuren von den kleinen Fingerchen mit unglaublicher Geschwindigkeit hin und her gejagt werden. Dafür öffnen diese Kinder nicht unbefugt irgendwelche Türen ...

Trotzdem sollte man der neuesten PISA-Studie nicht so einfach glauben, dass die Kinder in Deutschland heute in punkto Allgemeinbildung dümmer seien als früher. Das stimmt so nicht. Die Kinder waren früher genauso dumm wie heute.

Zum Beispiel die große Schwester unseres Nachbarjungen, meines Freundes Klaus.

Als er Neun war, also in der dritten Klasse, erkrankte er an Masern und durfte deshalb nicht zur Schule. Seine zwölfjährige Schwester jedoch war darauf äußerst neidisch. Deshalb beschloss sie spontan, auch zu Hause zu bleiben und sich ordnungsgemäß anzustecken. Sie rief deshalb gleich mal in der Schule an und sagte mit tiefer, verstellter Stimme: „Hallo, meine Tochter kann heute nicht in die Schule kommen, weil sie genauso krank ist wie ihr kleiner fetter Bruder." (Damit war bei ihr gewöhnlich der Klaus gemeint).

Aus dem Hörer tönte es: „Wer spricht denn da?"

„Mein Vater!"

Als wollte sie das Schicksal strafen, bekam sie genau an diesem Tag das erste Mal ihre Regel. Völlig verzweifelt bemerkte sie, wie das Blut an ihrem Bein herunterlief. In ihrer Not fragte sie ausgerechnet ihren kleinen, schlauen, muskulösen Bruder. Für ihn war die Sache eindeutig: „Klarer Fall. Sack abgerissen!"

Ja, die Kinder waren früher auch nicht schlauer und zudem sexuell schlechter aufgeklärt. Heutzutage erledigen das mit der Aufklärung ganz nebenbei die Medien:

Kind: „Du, Mutti, ich wünsche mir zum Geburtstag ein Tampon."

Mutter: „Wofür brauchst du denn in deinem Alter ein Tampon?"

Kind: „Im Fernsehen haben die es doch gesagt. Mit einem Tampon kann man alles machen: Reiten, Schwimmen und Radfahren …"

Auf jeden Fall waren die Kinder aber früher aufmerksamer und hilfsbereiter. Ich kann mich noch gut erinnern – es muss um das Jahr 1971 gewesen sein – als quasi über Nacht ein Trend aus Russland zu uns herüberschwappte. Die „Timur-Trupps" waren geboren.

Verursacht wurde dies von einem Film, der im Kino lief. In diesem Schocker mutierte eine Horde russischer Zehnjähriger zu Heinzelmännchen. Unsere Lehrer legten sogleich fest, dass diese Kinder ab sofort unsere Vorbilder zu sein hatten. Gesagt bekommen – tun gemusst. Wir ahmten alles eifrig nach, um Lob zu erheischen.

Wenn dann so ein Club fleißiger Mini-Streikbrecher von der (un)heimlichen Arbeit nach Hause kam, hörte sich das oftmals so an: „Du, Mutti, unser Timur-Trupp, also der Klaus, der Sigi und ich, wir haben heute wieder eine gute Tat vollbracht."

Mutter lobte eifrig: „Oh, da wird sich der Genosse Erster Sekretär der Sozialistischen Einheitspartei Deutschlands und Vorsitzender des Staatsrates der Deutschen Demokratischen Republik, der Genosse Walter Ulbricht – und Vati – aber sehr freuen. Was habt ihr denn gemacht?"

„Nun, wir haben der Oma Britzke die Einkaufstasche nach oben getragen, als sie wegen ihres Fahrrades im Keller war."

„Und? Hat sich Oma Britzke bedankt?"

„Nicht so richtig. Sie war noch gar nicht einkaufen gewesen."

Heutzutage äußert sich die Hilfsbereitschaft eher in Form eines coolen Spruches. Wenn zum Beispiel die Oma ihren Enkel um Hilfe anfleht, weil bei ihrem Senioren-Laptop ständig das Inkontinenz-Portal abstürzt, bekommt sie höchstens zu hören: „Mensch Oma, stell dich nicht so an! Da musste entweder updaten oder reseten! Dann funzt es wieder!"

Zusammenfassend kann man sagen, dass sich in den vielen Jahren, in denen ich in meiner Praxis arbeite, weniger die Kinder verändert haben als eher deren Eltern.

Als ich letztens auf Hausbesuchstour war, traf ich eine Patientin aus meiner Praxis, die soeben frisch entbunden aus der Klinik gekommen war. Ich schaute in ihren Kinderwagen und sagte freundlich: „Mein Gott, wie klein und niedlich! Was ist es denn? Junge oder Mädchen?"

Sie antwortete prompt: „Das soll das Kind, wenn es älter ist, selbst entscheiden!"

Der HNO-Arzt

Der HNO-Arzt ist manchmal
zu den Patienten recht brutal.

Wer nimmt's schon hin ohne zu nölen,
bohrt man ihm in den Körperhöhlen.

Doch gibt's auch manchen, den's nicht stört,
weil er dann dreimal so gut hört.

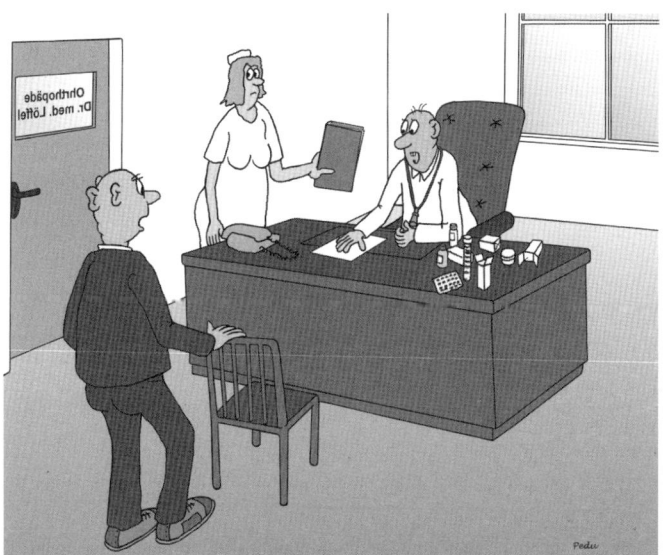

59

„Ich hab' 'ne Mittelohrentzündung."
„Und woher wollen Sie das so genau wissen?"

Der Schwindel mit dem Schwindel

Schon als sechsjähriger Lümmel musste ich die Erfahrung machen, dass Erwachsene häufig lügen. Dabei predigten sie uns doch andauernd: „Schwindeln haben kurze Beine!" Oder so ähnlich.

Dass jedoch auch Ärzte dazu gehören, erschütterte meinen Glauben an die Medizin so nachhaltig, dass ich fortan selber Arzt werden wollte. Nur eben ein ganz und gar ehrlicher.

Seit meinem vierten Lebensjahr war ich Stammgast beim Pädiater, weil ich immer wieder Angina bekam. Irgendwann hingen mir meine Mandeln buchstäblich zum Halse raus. Meiner Kinderärztin auch. Darum schickte sie mich, gerade sechs Jahre alt geworden, zum HNO-Arzt. Das war ein riesiger Kerl mit sehr großen Fingern. Einen davon steckte er mir plötzlich in den Hals, um meine Mandeln abzutasten.

Wozu das diente, weiß ich auch heute noch nicht. Und ich habe diesen Beruf erlernt! Bisher konnte ich noch jede Mandelentzündung mit bloßem Auge erkennen.

Sein gummiüberzogener Zeigefinger fühlte sich an wie eine Riesengurke mit Kondom. Nur größer. Und beweglicher. Und dass ich damals noch nicht wusste, was ein Kondom ist.

Da er mir gleichzeitig mit der anderen Hand in die Wangentaschen griff, konnte ich nicht mal ordentlich zubeißen. Dabei hatte ich, neben meinem doppelten Kinn, beidseitig sehr viel Wangentasche zu bieten. So erstickte ich leise vor mich hin, bis er gerade noch rechtzeitig die Prozedur beendete.

Der weiße Riese brummte zufrieden: „OP notwendig, möglichst noch vor Schuleintritt!" und „Keine Angst, Dicker! Tut nicht weh, das Mandelrausnehmen."

Da ich in meiner Freizeit Häuptling „Weitspähender Falke" war, der vor nichts Angst hatte, glaubte ich ihm und hatte vor nichts Angst. Nur dick war ich nicht, Mr. Wurstfinger! Höchstens etwas kräftig!

Drei Wochen später saß ich im Krankenhaus auf einer Art OP-Stuhl vor dem Operateur und seiner Assistentin. Die lächelte falsch: „Wird gar nicht weh tun. Mach mal den Mund auf!"

Ich tat, was sie wollte und schwups, hatte ich eine große Metallklammer im Mund, die ein erneutes Schließen (zum Beispiel infolge unbändiger Schmerzen) verhindete.

Nun sagte sie: „Ich werde deine Mandeln jetzt vereisen" und sprühte mir etwas Kaltes in den Rachen. Damals dachte ich: „Au fein, vereisen. Dann tut's ja wirklich nicht weh!"

Heute weiß ich: Quatsch, „vereisen". Rachendesinfektion und rausgerissen die Dinger! Genauso geschah es. Keine Betäubung, wahnsinnige Schmerzen beim Herausschälen der Mandeln und eine Schale vor meinem Gesicht, in die die blutigen Klumpen abgeworfen wurden. Häuptling „Weitspähender Falke" schrie um sein Leben und hasste seitdem die weißen Männer. Auch glaubte er keinen Frauen mehr. Selbst wenn die sich am nächsten Tag mit mehreren Kugeln Eis wieder einschleimen wollten. Nie mehr! Jedenfalls bis zur Pubertät nicht.

Nun bin ich selbst seit vielen Jahren Hausarzt. Als solcher versuche ich stets, die drei großen Lügen der Mediziner zu vermeiden: „Wird schon wieder …", „Ich komme gleich zu Ihnen …", „Tut überhaupt nicht weh …" Es sei denn, ich kann dafür bürgen, dass diese Floskeln tatsächlich stimmen.

Aber auch von den Frauen wird im heutigen täglichen Leben weiter gelogen, was das Zeug hält. Insbesondere, wenn es um uns Männer geht. Zum Beispiel um das Älterwerden des Mannes. Und insbesondere bei Wartezimmer-Gesprächen.

Sie nennen uns nicht einfach und ehrlich „Alte Säcke". Nein, sie klassifizieren uns nach Tauglichkeit und (Un-)vermögen.

Die erste Stufe nennen sie den „reifen Mann".

Der ist nicht mehr ganz jung, aber erfolgreich. Meistens hat er Geld und ist noch recht begehrt. Deshalb kann er es sich zum Beispiel auch leisten, zu seiner Frau zu sagen: „Schatz, verrätst du mir das Rezept für deinen Kuchen? Damit könnte ich eine Revolution in der Beton-Industrie machen!"

Zweitens gibt es den „attraktiven Mann".

Das ist ein alter Zausel, der aber bekleidungstechnisch auf sich hält und das Resthaar färbt. Außer dem, das aus den Ohren herauskommt. Manchmal trägt er sogar Zopf. Vereinzelt geht er auch mal unten ohne und trägt einen Rock. Dann ist er entweder ein Berliner Modeguru oder Schotte. Beispiel: Sean Connery.

Drittens kennen sie den „stattlichen Mann".

Dies ist meist ein alter Fettsack. Er ist aber noch nützlich als Kuschelbär und bestens geeignet für Hausmeistertätigkeiten. Hauptsache, er bekommt hinterher was zu essen und seine Flasche Bier. Wenn der mal in der Badewanne einschläft und das Wasser läuft noch, passiert meist nix. Weil er immer mit offenem Mund schläft.

Viertens gibt es schließlich den „toten Mann".

Das ist ein guter Mann. Sofern er was hinterlassen hat. Aber danach wird er uninteressant. Beispiel: Johannes Heesters.

Auf jeden Fall lebt man als „reicher alter Sack" gefährlich. Neulich im Fernsehen wurde die Frau eines solchen Sackes bei einer Kochshow gefragt, woran sie erkenne, ob die Morcheln gut oder schlecht wären. Sie sagte: „Ganz einfach. Ich gebe sie meinem Mann zu essen. Stirbt er, waren die Morcheln gut!"

Gedicht vom Lenz(en)

Es lenzt der Baum, es lenzt der Bach,
es lenzt die grüne Wiese!
Da hinten steh'n zwei Krokuss' – ach,
wie lenzen gerade diese!

Es wintert aber leider noch
hoch oben in den Bergen.
Vereinzelt lenzt es aber doch
schon bei den Gartenzwergen!

Ich aber fahre kurzerhand
nach Mecklenburg-Vorpommern.
Vielleicht sieht man's im flachen Land
ja hie und da schon sommern?!

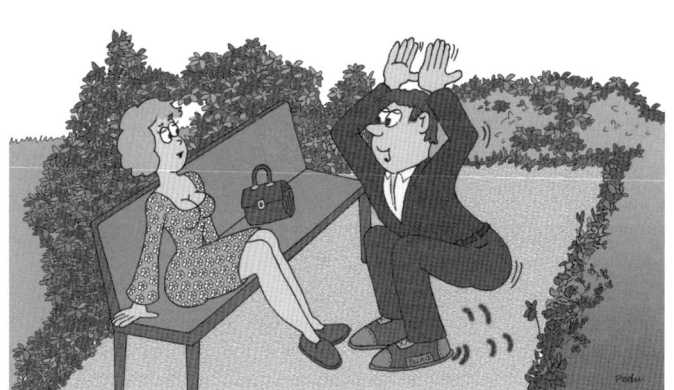

„Und so, Frau Schulze, balzt der Hirschkäfer."

Rückblick in Familie – Auf's Land gezogen

Der Mensch träumt immer von dem, was er nicht hat.

Wenn man jahrelang in einer großen Stadt gelebt hat, so wie wir, dann erwacht irgendwann der Wunsch nach der idyllischen Ruhe des flachen Landes. Zumindest wenn die Sturm- und-Drang-Zeit vorbei ist und zumindest bei Ehefrauen. Denn diese sind dann junge Mütter, und der schreiende Nachwuchs verhindert zuverlässig das Auskosten der kulturellen Vorteile einer Großstadt. Und da wir Männer dann junge Väter sind, teilen wir dieses Schicksal. Nein, nicht das Schreien. Die Sehnsucht der Frauen nach einem neuen Nest im Grünen. In unserem speziellem Fall einem Vogel-Nest.

Nun war es also endlich fertig, das Häuschen auf dem Lande. Na ja, fast fertig. Das Untergeschoss hatte noch Wasser und Strom abbekommen, bevor das Planungsbüro pleite ging. Der unwesentliche Rest im klassischen Rohbau-Stil verblieb uns als „Muskelhypothek". Dafür war er bezahlt. Nur das Geld war eben weg. Nebst Bauleiter.

Na ja, vielleicht hätte ich auch stutzig werden sollen, als ich vor Baubeginn den Architekten besuchte und dieser sagte: „Kommen Sie, wir gehen in mein Büro. Gleich da drüben die Treppe hoch in den Keller …"

Es ist allerdings gar nicht so einfach, als junge Städter aufs Land zu ziehen. Man kommt sich vor wie eine Horde Schiffbrüchiger, die auf eine einsame Insel gespült wird und nicht weiß, ob die Ureinwohner Kannibalen sind.

Deshalb rieten uns Freunde, uns mit den Eingeborenen von Anfang an gut zu stellen. Für uns hieß das, jeden freundlich zu grüßen. Egal ob man ihn kennt oder nicht.

Meine kommunikativ begabte Ehefrau beherrschte diese Form des „voreiligen Unterwerfens" bald perfekt. Wenn wir zum Beispiel mit dem Auto durchs Dorf fuhren, konnte sie ja nicht jedes Mal die Scheibe herunterleiern, nur um laut zu grüßen. Deshalb entwickelte sie eine Art stummen Gruß, indem sie nur die Lippen bewegte. Dies musste stets mit ausladenden Mundbewegungen und einem Kopfnicken verbunden werden, damit der Gegrüßte auch verstand, dass ihm lautlos aber deutlich ein ‚guter Tag' gewünscht wurde. Es hätte ja auch sein können, dass sie mit dem grilligen Kinde im Inneren des Wagens schimpfte.

Einmal übertrieb es meine Frau derart, dass sie sich dabei den Kiefer ausrenkte. Tagelang konnte sie danach nur mit einer kussähnlichen Mundzuspitzung nebst Kopfnicken grüßen. Dadurch machte sie sich aber zunehmend unbeliebt bei den Frauen der so gegrüßten Männer. Dabei wollte sie doch nur höflich sein, die Gute.

Aber auch, wenn sie nicht im Auto saß sondern den Kinderwagen durchs Dorf schob, entwickelte sie eine besondere Form des Ferngrußes. Es war eine raffinierte Kombination aus überdeutlicher lautloser Mundbewegung und angedeuteter Verbeugung. Etwa vergleichbar mit dem Huldigungsritual am königlichen Hofe von England. Manchmal kam es vor, dass der oder die so Beglückte gerade nicht hinschaute. Dann wurde dieses Ritual bis zu vier Mal wiederholt, was, rasch ausgeführt, schon wieder etwas Japanisches hatte …

Jedenfalls waren wir wegen unserer ausgefeilten und internationalen Grußtechniken schnell in aller Munde und ringsum sehr beliebt.

So gerieten wir auch bald in den Genuss der vielen Vorteile des dörflichen Lebens:

Man kann nach dem Skatabend an den eigenen Kirschbaum pinkeln. Wir bekommen zwei Mal im Jahr einen Wurf Katzen zum Weiterverschenken überreicht und werden per Lichthupe gewarnt, wenn es am Ortsausgang blitzt. Und wer hat nicht gern am Sonntagmorgen die Eier des Nachbarn auf dem Tisch?

Der gegenseitige Gruß wurde, was uns Männer anging, immer vertrauter und kürzer:

„Tach Heinz! Wie geht's?"

„Gut. Und selbst?"

„Auch!"

„Na denne…!"

Bei meiner Frau dagegen endete das kurze, morgendliche Grüßen anderer Dörflerinnen meist am frühen Nachmittag. Dafür aber ohne Informationsdefizit.

Nun sind wir inzwischen selbst beinahe schon Ureinwohner unseres Dorfes. Man lebt wirklich gut auf dem Lande. Wenn man nicht gerade grillt, schreitet man zufrieden über die Krume seines Ackers, der inzwischen Wiese heißt.

Allerdings lernt man auch mit Demut, wie mühsam es ist, der Natur die Nahrung abzuringen. Das beste Beispiel ist unser Kirschbaum. Die wundervollen Süßkirschen dienen anscheinend vor allem der Aufmästung von gemeinen Staren zu Superstaren und weniger der Ernährung derer, die diesen Baum pflanzten, ihn hegen und pflegen.

Ein bäuerlicher Freund aus der Nachbarschaft riet mir, Musik-CDs an die Zweige zu hängen. Ihre spiegelnden Reflektionen sollen hochwirksam sein gegen anfliegende Vogelscharen. Zudem ist die Methode äußerst umweltfreundlich.

Und das Ergebnis? Zumindest die CDs blieben unversehrt. Nur die restlichen Kirschen waren nun auch noch weg. Gut, vielleicht hätte ich CDs mit etwas anderer Musik nehmen sollen. Keine Lieder wie „Alle Vögel sind schon da" oder „Reife Kirschen ess ich gern ..." Das gurgelnde Stöhnen von Herbert Grönemeier wäre wahrscheinlich wirksamer gewesen. Stattdessen rülpste satt und zufrieden ein dicker fetter Superstar vom obersten Ast herunter. Ich taufte ihn Dieter ...

Nur an den wöchentlichen sonntäglichen Frühschoppen konnte ich mich bisher nicht gewöhnen. Der bleibt den Alteingesessenen vorbehalten und steht unter dem Motto: Wenn man eine Alkoholvergiftung vermeiden möchte, darf man keinen vergifteten Alkohol trinken!

Auch unser Obergeschoss ist inzwischen zugänglich, Dank neuer Treppe. Nun brauchen wir Oma nicht mehr mit dem Flaschenzug hoch hieven, wenn sie uns mal besuchen kommt.

Eigentlich nervt hier auf dem Lande nur eines: Die vielen Fremden, die aus ihren Autos heraus irgendwelche übertriebenen Mundbewegungen machen ...

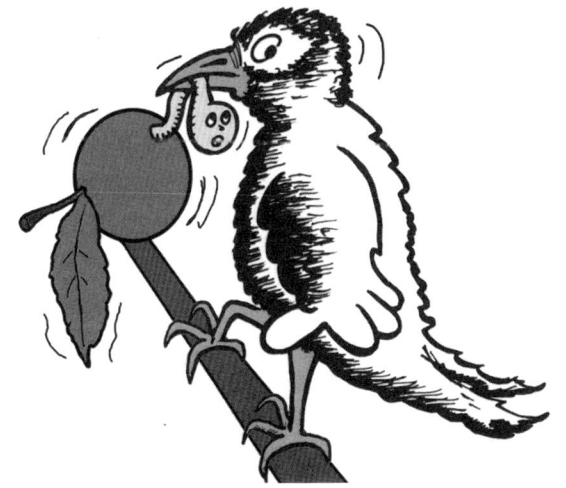

Pedu

Die thüringische Hasenjagd

Ein Fuchs wollt' einen Hasen jagen,
als dieser tat am Rasen nagen,
denn warum sich mit Grasen plagen,
find' man das Zeug im Hasenmagen.

Doch da die Hasen Nasen tragen,
die Alarm bei fremden Gasen schlagen,
sieht man sie über'n Rasen jagen,
wenn Feinde nur zu blasen wagen.

Den Fuchs sah man am Rasen zagen
und über seine Blasen klagen,
denn Hasen sind sehr schnell -
gell?!

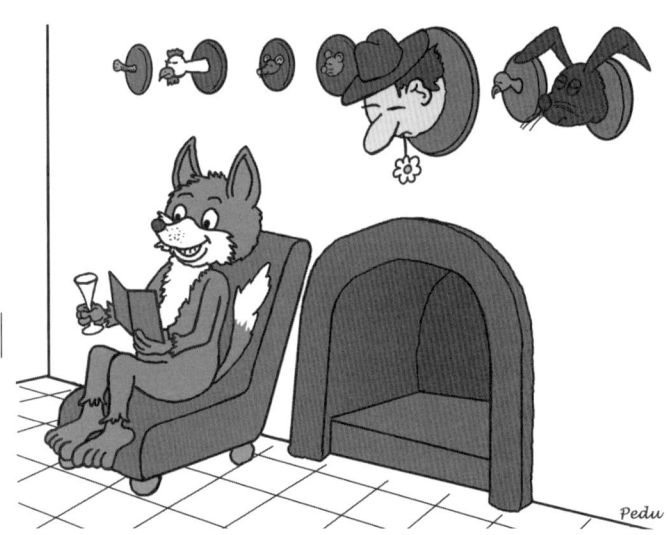

Leben und Leben lassen – Jagdtriebe

Viele Ärzte sind in ihrer Freizeit Jäger.

Wahrscheinlich folgt ihr Jagdtrieb dem Gesetz des Ausgleichs: Tagsüber erhalten sie Leben und nach Feierabend nehmen sie's wieder. Als wäre dies nicht genug, essen sie es dann auch noch auf. Im Kreise ihrer Lieben.

Ich selbst habe diesem Jagdtrieb bisher erfolgreich widerstanden.

Einerseits könnte ich keinem Bambi die Mutter nehmen, schmeckt sie auch noch so gut. Andererseits habe ich keine Lust, nachts herausgeholt zu werden, um einen totgefahrenen Hirsch von der Straße zu kratzen. Sei sein Geweih auch noch so verzweigt.

Doch einmal bin ich diesen Vorsätzen untreu geworden und habe selbst ein wildes Tier erschossen.

Und das kam so:

Als wir aufs Land zogen, forderte meine Frau als Erstes einen Pool für sich und die Kinder. Also wurde so ein Ding gekauft. Ich grub ein zwanzig Zentimeter tiefes Rondell. Darin stellte ich den metallenen Rand vorschriftsmäßig auf und verlegte sorgfältig die große blaue Gummiplane. Nach Tagen harter Arbeit hieß es dann: Wasser Marsch! Und am nächsten Tag: Alles Chlor!

Der Anblick meiner wunderschönen Frau, die völlig oben ohne in diesen Hort der Erfrischung stieg und sofort drei Meter hinaus schwamm, war die ganze Mühe wert. Und erst das Jubelgeschrei unserer Rangen …

Doch eine Spezies sah dieses Treiben mit ganz anderen Augen. Wir hatten nämlich Wühlmäuse im Garten, und die störte der Pool offensichtlich beim Wühlen.

Drei Tage nach seiner Eröffnung endete der Badespaß jäh. Unser Schwimmbad war so trocken wie ein in Pampers gehüllter Kinderarsch.

Ich untersuchte die Plane mit kriminalistischer Akribie. Sie wies eindeutig Bissverletzungen durch Nagerzähne auf. Was sollte nun werden?

„Sie oder ich?!" Das war hier die Frage.

Ich entschied mich für „ich" und begann sofort, fiese Mordpläne zu schmieden.

Was nimmt man als Arzt, wenn man jemanden umbringen will? Klar, Tabletten.

Mühsam arbeitete ich eine ganze Packung Schlafmittel in einen Käse ein und legte mich auf die Lauer. Mein Plan war es, die Mäuse einzuschläfern und sie dann im Zustand der völligen Bewusstlosigkeit in Nachbars Garten zu verbringen. Eine kleine Rache dafür, dass dieser manchmal sonntags seinen Rasen mähte. Sollten sich dort die Mäuschen nach ihrem Erwachen ruhig ein neues Zuhause suchen.

Doch der Erfolg ließ zu wünschen übrig. Selbst als ich auf Betablocker und schließlich sogar auf Digitalis-Präparate umstieg, verbuchte ich keinerlei Tote oder Bewusstlose. Hatten die Viecher etwa den Beipackzettel gelesen?

Ich griff zu anderen Methoden. Aber nichts half.

Angeblich todsichere Fallen – Fehlanzeige.

Der extra dafür angeschaffte Kater – ein Totalausfall.

Eine Silvesterrakete ins Loch gestopft und angezündet, in der Hoffnung, dass sie als Boden-Boden-Geschoss durch die Gänge rast – nichts. Sie blieb an der ersten Biegung stecken und verglühte jämmerlich.

Schließlich gab es nur noch eine Möglichkeit – das Luftgewehr. Jetzt würde ich Aug in Aug mit dem Feinde kämpfen. Mann gegen Maus sozusagen!

Sorgsam verteilte ich gut abgelagertes Brot rings um die Mauselöcher. Käse hatte sich als unwirksam erwiesen. Dann legte ich mich mit einem alten Knicker auf die Lauer. Schließlich geschah es. Das erste Mäuslein kam heraus. Der erste Schuss ging – daneben. Hatte etwa meine sonst so sichere Hand gezittert? Die Maus fraß genüsslich schmatzend das Brot und blinzelte mir zu. Verhöhnung pur!

Ich rief zornig: „Warte nur eine Minute, bis ich erneut geknickt habe! Dann bist du ein Kind des Todes." Die Bestie tat mir diesen kleinen Gefallen aber nicht und verschwand samt Brot im Loch!

Doch dann, nach längerem strategischen Abwägen der Lage, hatte ich eine wahrhaft teuflische Idee. Ich nagelte das Brot rings um das Loch am Boden fest. Mit ganz normalen Nägeln. Erstanden im Baumarkt bei der Aktion „Zwanzig Prozent auf alles, was keinen Stecker hat!"

Und, siehe da, es funktionierte! Die Maus kam heraus und begann, am Brot herumzuzerren. So bot sie mir ein sicheres Ziel, wie Old Shatterhand einst zu sagen pflegte. Ich drückte ab und – aus die Maus!

Ja, das menschliche Genie (also ich!) hatte über die primitive Bestie gesiegt, so wie vor Jahrtausenden in der Steinzeit. Nur essen mochte sie keiner. Es wäre aber auch nur ein Appetitshäppchen gewesen.

Leider muss es noch hunderte anderer dieser Primitiven unter der Erde gegeben haben. Denn, kaum wieder aufgestellt, war der Pool aber so was von leer …

Irgendwann verschwand die Mäusepopulation von selbst aus unserem Garten. Ob es das Mähergeräusch war oder ob sie sich an Gummiplane überfressen hatten, wer weiß das schon. Die nun dort wühlenden zweihundert Maulwürfe können es nicht gewesen sein.

Als unsere Wiese erneut zum größten Teil aus Erdhügeln bestand, musste ich etwas unternehmen. Jedoch war nun auch noch der Naturschutz zu beachten. Aber wer schützt uns arme Siedler vor der Natur?

Schließlich brachte mich der Großvater eines Freundes auf die entscheidende Idee. Wenn dieser nämlich seine Socken zum Trocknen auf die Leine hängte, zogen die Vögel schon im August nach Süden. Obwohl meine Nase protestierte und meine Augen tränten, kaufte ich ihm einige dieser Stinkbomben ab. Von der Leine weg, sozusagen.

Ich stopfte sie in die Maulwurfsgänge. Chemische Kriegsführung pur. Am nächsten Tag war das Grundstück des Nachbars zur Rechten voller Hügel …

Damit war ich mit meinem Jägerlatein auch schon am Ende. Obwohl mein Nachbar zur Linken schon mehrmals ein Jagdtalent in mir zu erkennen glaubte.

Er selbst folgt diesem Ruf der Wildnis seit vielen Jahren. Jeden Samstagabend geht er auf die Jagd. Nachts kommt er dann nach Hause, nachdem er zwar nichts geschossen, aber eine Flasche Jägermeister umgefüllt hat. Also – aus der Flasche. In sich.

Am nächsten Tag schläft er dann lange, und erst neulich hörte ich ihn am Sonntag zur Mittagszeit nach seiner Frau rufen: „Liebling, was gibt es zu essen, und was machen die Kinder?"

Sie antwortete: „Gulasch und Durchfall!"

Eine glückliche Jägerfamilie eben!

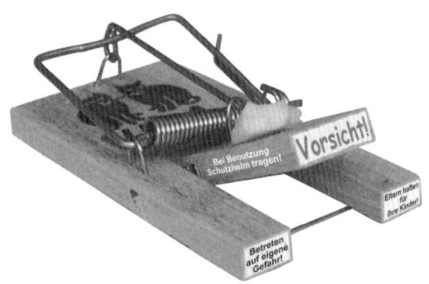

Von Käse und Kindern

Ein Käse liegt im Kühlschrank rum
und stinkt, das nimmt ihm keiner krumm.

Doch stinkt der kleine Christian,
dann schnauzt ihn seine Mutter an.

Zu Unrecht, scheint's dem kleinen Wicht:
Der eine darf, der and're nicht!

Der Internist

Der Internist ist meistens schlank,
und blass und wirkt oft etwas krank.
Und weil er weiß, was vor sich geht
im Inneren, ißt er Diät,
holt Knäckebrot zum Frühstück raus
und kratzt die Rama-Dose aus.

Doch das vom Arzte meist begehrte
sind die laborbestimmten Werte.
Steigen sie an, dann muss er handeln
und sie in niedrige verwandeln.
Darum verordnet er Tabletten
und schimpft gewaltig mit dem Fetten.

Doch der Patient versteht ihn nicht,
weil dieser Arzt stets leise spricht.
Selbst wenn er brüllt, dann ist es meist,
als ob ein laues Lüftchen kreist.
Drum war und bleibt das Missgeschick:
Die Leute werden trotzdem dick.

Mutter besorgt's wieder

Meine Mutter war zeitlebens eine fleißige und herzensgute Frau. Und ist es immer noch, Gott (und hunderten Arztbesuchen) sei Dank! Dabei hatte sie es früher nicht leicht. Sie musste drei Kinder großziehen und nebenbei voll arbeiten gehen, um diese satt zu kriegen. Denn mein Vater war mit seinem Beruf verheiratet und öfter auf der Leipziger Messe als zu Hause. Auch wenn gar keine Messe war.

Insbesondere mit mir hatte sie so ihre Sorgen. Nein, nicht schulisch. Ich erreichte eben leider erst mit vierzehn Jahren mein Idealgewicht. Vorher war ich schlichtweg zu korpulent. Liebe Kinder nannten mich „Moppel", böse Kinder „Fettsack". Meist aber nur einmal.

Auf Grund der zu geringen Größe für meine Gewichtsklasse wurden Mutter und ich seit meiner frühesten Kindheit von meiner Kinderärztin „einbestellt". Regelmäßig zum Wiegen. Dann machte die ihrem Namen alle Ehre, denn sie hieß Frau Dr. Reiher-Brüll.

Nach so einem Anschiss blieben Mutter genau zwei Möglichkeiten. Entweder sie ließ mich verhungern oder sie ging für mich auf Nahrungssuche. Nur: „Es gab ja nichts!" Das ist jedenfalls bis heute ihr Lieblingssatz. Vor allem gab es nicht viel Gesundes. Höchstens Äpfel. Aber irgendwann war auch der „Gelbe Köstliche" nur noch gelb.

Insbesondere zur Weihnachtszeit mussten es dann doch mal Südfrüchte sein. Das jedoch hieß: Schlange stehen. Und meine Mutter stand sich die Krampfadern dick, stand wie eine Eins, bei jedem Wetter.

Da man jedoch höchstens zwei Kilo Orangen pro Person erhielt, entwickelte sie äußerst raffinierte Techniken, um an mehr gesundes Futter für ihre drei Vogelkinder zu kommen.

So trug sie oft zum Einkaufen eine Wendejacke und eine (kochlöffelgehäkelte!) Mütze, die außen blau-rot war und innen rot-blau. Nachdem sie dann die ersten zwei Kilo Orangen buchstäblich erstanden hatte, drehte sie draußen ihre Jacke und Mütze auf links, tat so, als hätte sie im Laden ihre Geldbörse vergessen und – Schwups – war sie wieder drin.

Die Verkäuferin fragte entgeistert: „Sagen Sie, haben Sie nicht eben erst Apfelsinen gekauft?"

„Das war die Kundin vor mir", erwiderte Mutter wie aus der Pistole geschossen. Noch heute staune ich darüber, denn Mutter war eigentlich nie schlagfertig. Es war schlichtweg der Mut der Verzweiflung. Die Obsthändlerin sah sie mit verwirrtem Blick an. Sie verstand einfach den Sinn dieses Satzes nicht. Meine Mutter auch nicht, aber sie hatte zwei weitere Kilo Orangen im Beutel. Nur das zählte.

Eine andere Technik war folgende: Wenn sie zu spät von der Arbeit kam und die Schlange vor dem Gemüsegeschäft einfach schon aussichtslos lang war, ging sie sofort ganz nach vorn zu den ersten Stehenden und bewegte die Lippen. Die Wartenden ganz hinten glaubten, sie kenne die Frau da vorn, und diese hätte für sie Platz gehalten. Die Leute vorn dachten, sie hätte nicht alle Tassen im Schrank. Dann ging auch schon die Ladentür auf und wieder: Schwups – war sie drin. Mein Gott, hatte diese Frau eine kriminelle Energie, wenn es um die gesunde Ernährung ihrer Kinder ging. Insbesondere um die Verschlankung ihres Sohnes.

Dieser saß indes zu Hause, passte auf die kleine Schwester auf und quälte sie und den Wellensittich, indem er sich selbst Gitarre beibrachte.

Ich versuchte damals, ein Liebeslied für Ines Heise zu komponieren. Die war eigentlich zappelig und frech und benahm sich wie ein Junge. Aber ich fand sie wunderschön, spätestens seit ich in der Umkleidekabine der Turnhalle festgestellt hatte, dass sie irgendwie anders aussah als die anderen Jungs. Die Klassenlehrerin setzte mich dann auch noch neben sie. Ich sollte sie mit meinem Lerneifer befruchten. So ähnlich drückte sie das damals aus. Ich konnte mir zwar nicht vorstellen, was damit gemeint war, aber aus dem Biologieunterricht wusste ich, dass Befruchten etwas Gutes war. Bienen und Blüten …

Zwecks „geistiger Nahrung" aß ich beim Komponieren die (eigentlich von Mutter versteckte) „Block-Schokolade". Block für Block. Meine kleine Schwester stöhnte gequält. Strophe für Strophe. Und der Wellensittich stellte sich tot.

Bis Mutter kam und rief: „Kinder! Ich habe Apfelsinen besorgt!" Hey, das war ein Fest!

Wenn es immer heißt: „Es gab ja nichts!", dann erstaunt es schon, dass es eigentlich nur eins wirklich nicht gab: Magersucht. Mir ist tatsächlich bis heute kein Mädchen bekannt, das in meiner Schulzeit magersüchtig gewesen wäre. Lediglich mein Kumpel Juri war sehr dünn. Weil er, anstatt zu essen, immer nur Kaugummi kaute. „Wrigleys Spermament aus dem Westen", wie er oftmals prahlte. Dabei sah er selbst wie ein Spermium aus. Nur nicht so furchtbar fruchtbar. Eher verdorrt. Wenn er auf Geheiß seines Vaters vor dem Haus fegen musste, staunten die Leute immer: „Hey, da hängt ja ein Besen in der Luft …"

Nein, die Mädchen aus meiner Klassenstufe waren nicht zu dünn. Auch nicht zu dick. Sie standen einfach gut im Schuh. So, wie sich das für zukünftige Textil-Diplomingenieurinnen und sozialistische Mütter gehörte.

Gesundheit und Ehekredit! Das waren die Zauberworte, die die Frauen in der damaligen Zeit fürs künftige Anstehen nach Südfrüchten stählten.

Nach der Wende ging meine Mutter dann, nach über vierzig Jahren bei der Bahn, in den verdienten Ruhestand. Aber genau das war ihr Problem. Denn als ihr zweiter Mann starb, den sie aufopferungsvoll gepflegt hatte, trat bei ihr der fürchterlichste Zustand ihres Lebens ein: Sie hatte Zeit. Viel zu viel Zeit.

Wen wundert es, dass sie auch heute noch fast täglich auf Tour ist? Ja, Mutter besorgt's wieder. Jeden Tag etwas. Denn viele Dinge sind inzwischen schon längst wieder knapp geworden. Zum Beispiel Orthopädie-Termine oder ein weiteres Sixtpack Fango und Massagen.

Heute ist Mutter wieder glücklich. Möchte ich zu ihr zu Besuch kommen, muss sie stets erst ihren Kalender durchblättern, ob sie noch einen freien Termin für mich hat. Wenn sie mich dann tatsächlich empfangen kann, stellt sie mir stolz ein alkoholfreies Bier hin und sagt: „Hier, trink mein Junge. Habe ich für dich bei Lidl besorgt."

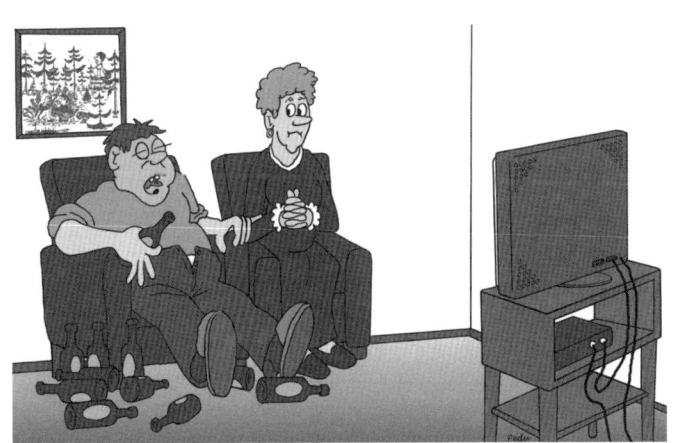

**„Scheiß Fernseher, schon wieder ein total
verschwommenes Bild!"**

Elend in Öl auf Leinwand

Wie jedes Jahr, so trat auch dieses wieder das Unvermeidliche ein: mein Geburtstag.

Ich mag keine Geburtstage. Man muss an diesem Tag immer einer Unmenge von Leuten danken, die entweder anrufen oder vorbeikommen oder anrufen und vorbeikommen.

Auch bekommt man meistens eine Menge Dinge geschenkt, die man sowieso schon hat oder mit Sicherheit niemals brauchen wird. Oft es sind Sachen aus dem „Fach für weiterverschenkbare Geschenke", denen man manchmal schon ansieht, wie oft sie schon weiterverschenkt wurden. Und deshalb kommen sie auch bei uns sofort wieder in dieses ominöse Fach, bereit, den Nächsten glücklich zu machen. Und damit das nicht der Schenker ist, wird alles provisorisch beschriftet.

Letzteres hat sich bewährt. Denn eines Tages wollte mein cleveres Frauchen eine kunstvoll verpackte Flasche teuersten Whiskys verschenken, den ich laut daran heftenden Zettels einst von meiner Patientin Monika P. und ihrem Mann Ernst bekommen hatten. Ich trinke aber gar keinen Whisky.

Einer Eingebung folgend, öffnete meine Frau die kunstvolle teure Verpackung, und zum Vorschein kam eine bereits geöffnete Flasche, aus der gut ein Viertel fehlte. So war es meinem Patienten Ernst also doch nicht so ernst, als er öffentlich dem Alkohol im Allgemeinen und dem Whisky im Besonderen abschwor.

Kurz und gut, mein Geburtstag war da und mit ihm auch meine Mutter.

Sie hatte, neben dem obligatorischem Zehnerpack Arztsocken, dieses Mal eine wirkliche Überraschung für mich.

Gespannt packte ich das große, viereckige und flache Paket aus, und zum Vorschein kam –ein Gemälde, kunstvoll gerahmt. Es zeigte einen griesgrämig dreinschauenden alten Mann, der in einer Amtsstube sitzt und in zwei großen, verkrüppelten Händen einen Aktenordner hält. Meine Frau und ich waren erschüttert von so viel Elend in Öl auf Leinwand. Trotzdem rangen wir uns ein „Danke für das schöne Bild, Mutti." ab.

Meine Mutter war ergriffen von so viel Freude. Mit bebender Stimme berichtete sie, dass sie dieses Bild selbst einmal geschenkt bekommen hatte, und zwar von ihrem damaligen Chef, dem Amtmann Schinderle.

Dieser sei ihr zwar nie sonderlich sympathisch gewesen, weil er einst jedem Rock hinterhergestiegen ist. Dafür litt er aber später unter schwerem Rheuma, welches ihn schließlich zur Aufgabe seines geliebten Berufes zwang, da er nicht mal mehr einen Stempel halten konnte. Das Selbstbildnis hatte er mit dem Mund gemalt, als ihm die Hände gänzlich den Dienst versagten und zum Abschied meiner Mutter vermacht. Aber nun, da er vor einigen Wochen verstorben war, sei es an der Zeit, dieses inzwischen sicher sehr wertvolle Gemälde an die nächste Generation weiterzugeben, so wie auch das Rheuma selbst immer weiter gegeben wird.

„Haltet es in Ehren!", mahnte Mutter mit tranenerstickter Stimme.

Aber sie fand sogleich ihr gütiges Strahlen wieder, als ich ihr versicherte, dass das Portrait einen Ehrenplatz über unserem Esstisch bekommen würde.

Da hing er nun, der Amtmann Schinderle, und sah uns tagtäglich bei unseren Mahlzeiten zu. Aber irgendwie schmeckte es uns nicht mehr so wie früher.

Meine geliebte Frau, die beste Köchin der Welt, gab sich alle Mühe, erlesene Speisen zu kredenzen, jedoch waren wir stets nach wenigen Bissen satt. Ständig wanderten die Blicke zum schmerzverzerrten Gesicht des alten Amtmannes, der uns vorwurfsvoll anschaute, als wollte er sagen: „Wie könnt ihr nur ruhigen Gewissens all das Essen in euer gieriges Maul schieben, während andere den Mund benutzen müssen, um ein letztes Bild damit zu malen! Schämt ihr euch nicht, schlemmende Bagage?"

Nach einigen Wochen hatten wir deutlich abgenommen, meine Frau zehn Kilogramm und ich zwei. Schließlich konnten wir uns kaum noch auf den Beinen halten.

Da stellte mein dünnes Weib endlich die erlösende Frage: „Wollen wir das Bild nicht umhängen? Ich kann es hier einfach nicht mehr ertragen."

„Und wenn Mutter kommt?", wandte ich ein.

„Dann hängen wir es einfach wieder hin", sagte sie, „und bis dahin kommt es ins Schlafzimmer. Basta!"

Im Schlafzimmer hatten wir bis zu diesem Zeitpunkt eine großformatige Fotografie eines karibischen Strandes über dem Ehebett hängen. In den ersten Ehejahren war es für uns auch tatsächlich so, als trieben wir es am Meer miteinander. Diesen Eindruck verstand meine sinnliche Frau zuweilen noch zu verstärken, indem sie eine Wellness-CD von ihrer Kosmetikerin einlegte, auf welcher ozeanische Musik nebst Möwengeschrei zu hören war.

Aber inzwischen waren wir älter geworden und der karibische Zauber entfaltete sich immer seltener. Und so konnte dort im Dunkeln ruhig der alte Griesgram hängen. Er würde uns nicht stören.

Doch dann kam eines Tages Mutter zu Besuch, wie immer überraschend und unangekündigt. Natürlich war ihre erste

Frage, als sie das Wohnzimmer betrat: „Wo ist denn das Gemälde von Amtmann Schinderle?"

„Mutter", stotterte ich, „ wir haben es ins Schlafzimmer gehängt, weißt Du, über das Bett, anstelle des kitschigen Strandfotos. Es soll uns dort jeden Abend daran erinnern, dass es Menschen gibt, die nachts nicht so friedlich schlafen können wie wir, weil sie zum Beispiel das Rheuma plagt …"

Meine Mutter nickte erfreut, denn sie sah, wir hatten das Vermächtnis des schwerkranken Amtmannes verstanden. Und so fuhr sie zufrieden nach Hause.

Aber auch im Schlafzimmer entfaltete das Bild nach und nach eine eigenartige Wirkung. Wir hatten plötzlich beide gar keine Lust mehr auf Sex. Selbst im Dunkeln schienen uns die vorwurfsvollen Blicke des greisen Schinderle zu verfolgen.

Meine augenberingte Frau gestand mir eines Morgens, sie hätte sogar davon geträumt, dass der rheumatische alte Lüstling sie mit seinen geschwollenen Fingern versucht hätte zu berühren und ihr nachrief: „Komm, ich schenk dir meinen Körper. Jedenfalls das, was nicht entzündet ist …!"

„Kurz und gut", entschied meine Frau, „das Bild kommt weg!"

Und so spendeten wir dieses kostbare Werk einem Seniorenheim, das bei uns um die Ecke neu eröffnet hatte. Dort hängt nun der kranke Amtmann Schinderle unter seinesgleichen im Speisesaal. Auch meine Mutter akzeptierte schließlich diese Entscheidung, als ich ihr verdeutlichte, wie sehr es dieses Gemälde verdient hätte, einer größeren Öffentlichkeit zugänglich gemacht zu werden – zur Mahnung, aber auch zur Freude.

Allerdings las ich gestern in der Zeitung, dass die Heim-
leitung eines neu gebauten Pflegeheimes in unserer Stadt in
großer Sorge ist, weil viele der alten Leute plötzlich die Nahrung verweigerten und stattdessen in benachbarten Kaffee-
häusern angetroffen wurden. Merkwürdig, woran das wohl
liegen mag?

Vegetarier-Blues

Die Haferflocke, kummervoll,
lag in der Milch und quoll – jawoll!
Was lehrt uns alle die Geschicht'?
Der Hafer quillt mehr als er sticht!

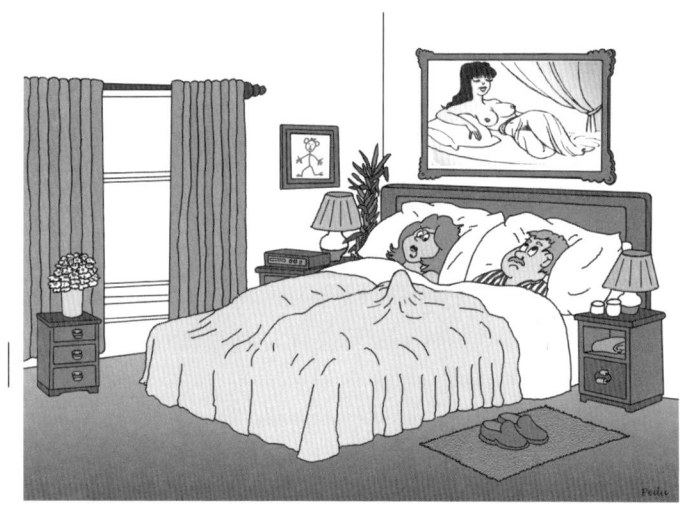

„Na gut, wenn du so nicht einschlafen kannst,
hängen wir das Bild wieder ab!"

Der Stachel des Bienenkönigs

Es war ein herrlicher warmer Oktobernachmittag.

Ich saß auf der Veranda unseres Hauses und beobachtete meine Frau bei der Gartenarbeit. Nicht dass ich faulenzte, oh nein! Ich dachte gerade angestrengt über eine neue Geschichte nach, die ich zu schreiben beabsichtigte.

Außerdem, meine Frau wollte ja dieses 2.000 qm große Grundstück, nicht ich. Und so hatten wir ein Abkommen geschlossen. Ich mähe die Unmenge Rasen, und meine Frau kümmert sich um den Garten.

Nur ein Mal hatte meine Frau bisher versucht, diese Vereinbarung zu unterlaufen, indem sie mir auftrug, aus einem Blumenbeet das Unkraut zu entfernen.

Doch was war hier Kraut, und was war Unkraut?

So riss ich auch Gewächse aus, die ihrer Meinung nach Zierpflanzen und somit unentbehrlich waren. Seitdem brauchte ich nie wieder Unkraut zu jäten. Dafür sorgte sie dann aber auch durch reichliches Düngen des Rasens dafür, dass ich beim (nunmehr wöchentlich notwendigen) Mähen hohe Erträge einfuhr, die erst zu kompostieren, später einfach nur noch loszuwerden waren. Denn der Komposthaufen hatte bereits die Höhe unseres Hauses erreicht.

Da saß ich also nun in der milden Herbstsonne in meinem Denkersessel und sah meiner emsigen Frau zu, wie sie den Garten winterfest machte. Und beim gleichmäßigem Schnapp-Schnapp der Gartenschere – schlief ich ein.

Ich träumte, ich sei ein Bienenkönig.

Nun, so was gibt es ja angeblich nicht. Aber in meinem Traum hatte eine alte und sehr weise Hummel den Bienen geflüstert, dass ihre Bienenkönigin noch viel fruchtbarer werden würde, wenn sich ein richtiger Kerl von hoher Potenz um sie kümmerte, ein Bienenkönig eben. Und so sorgte in meinem Traum ein Heer von Arbeitsbienen dafür, dass ich den ganzen Tag mit köstlichem Honig gefüttert wurde, damit ich möglichst bei der Stange – pardon, bei Stachel – bliebe.

Die glockenhelle Stimme meiner jüngsten Tochter riss mich aus diesem süßen Traum, gerade als ich es der Bienenkönigin mal wieder so richtig besorgen wollte: „Papa! Abendbrot!"

Nun war es also schon spät, und viel geschrieben hatte ich heute nicht. Aber dafür war mein Denkprozess weit vorangeschritten.

Zum Abendbrot erschien meine Frau halb gebückt und mit schmerzverzerrtem Gesicht. Sie war völlig verspannt und bereits in eine barmherzige Schonhaltung übergegangen. Ich sah sie mitleidsvoll an und dachte: 'Ist das die kernige Bikinischönheit, die ich vor 20 Jahren vom Strand weg geheiratet habe?' Aber ich sagte nichts und massierte sie nach dem Essen in einen wohltätigen Schlaf.

Doch am nächsten Morgen ging es ihr nur wenig besser, und so saß sie wieder mit Schmerzen am Frühstückstisch. Ihre Augen verhießen nichts Gutes. „Jörg" sprach sie (nicht Liebling oder Schatz, sondern Jörg!), „heute musst du den Garten weiter machen. Es muss umgegraben werden, denn laut Wetterbericht soll diese Woche noch Frost kommen."

Meine Argumente, ich sei ein Mann des Wortes (und des Rasens), ignorierte sie hartnäckig und drückte mir stattdessen einen Spaten in die Hand. 'Na gut', dachte ich, 'dann grabe ich eben diese lächerlichen paar Beete um. Soll sie mal staunen, wie Herkules zur Tat schreitet.'

Kurz darauf stand ich schwer und entschlossen auf der Krume. Krachend fraß sich das kalte Eisen ins harte Erdreich.

Ein Monster war losgelassen …

Nach zehn Minuten machte ich eine kleine halbstündige Pause. Auch ein Herkules braucht mal eine Auszeit, die der Regenerierung seiner stählernen Muskeln dient. Danach zog ich durch – bis nach etwa sieben Minuten ein verdächtiges Geräusch aus meiner Lendenwirbelsäule kam. Von diesem Augenblick an war ich unfähig, mich aufzurichten.

Meine Frau rief den Hausarzt. Der rief den Notarzt.

Beide beschlossen im vertraulichen Konsil, dass ich nicht ins Krankenhaus müsste. Sterben wollte ich sowieso irgendwann zu Hause. Warum nicht jetzt? Sie gaben mir eine gemeinschaftlich gut durchdachte Spritze und zogen von dannen.

Nun lag ich verkrümmt und sehr allein auf dem Sofa. Es tat weheheh!! Allmählich begann die Spritze zu wirken, aber aufrichten konnte ich mich noch immer nicht.

Und weil ein Unglück selten allein kommt, kam jetzt auch noch Martina, die beste Freundin meiner Frau, zu Besuch. Sie war ein ungehobeltes Miststück, diese Martina, aber meine Frau behauptete immer, sie täte ihr gut. Tatsächlich ging es ihr scheinbar sofort besser, und so saßen die Beiden auf der Veranda und genossen diesen letzten schönen Herbsttag bei einer Tasse Kaffee.

Ich dagegen, ein Patient, der knapp überlebt hat nach Notfallversorgung, war zur Nebensache verkommen. Aus dem Mann des Wortes war ein Mann der Schmerzen geworden!

Sie lachten und tratschten, und dann sagte diese Martina etwas, was sie mir ein Leben lang nicht vergessen werde: „Sag mal, dieser Jammerlappen da drin, ist das der witzige Typ, den du vom Strand weg geheiratet hast?"

Da wusste ich: Der Stachel des Bienenkönigs ist stumpf geworden.

Der Orthopäde

Der Orthopäde liebt die Knochen,
der Mensch ist für ihn nur Skelett
und kommt mit Hexenschuss gekrochen,
den er viel lieber gar nicht hätt'.

Der Orthopäde zieht dann kräftig
Am Jammerlappen, dass es kracht,
worauf dann dieser wird geschäftig,
weil es ihm wieder Freude macht.

Jedoch des Orthopäden Spritze,
die ist gefürchtet, weil sie sticht.
Damit bohrt er in jede Ritze,
was manchmal hilft und manchmal nicht.

Und nur die Nase tut's verdrießen,
dass sie am Orthopäden hängt,
wenn dieser täglich hundert Füßen
Beachtung und Einlagen schenkt.

Der Hautarzt

Solang man mit der Umwelt wütet
Sind Hautkrankheiten nicht verhütet,
sondern im Zunehmen begriffen,
und mancher wird vom Pilz gekniffen.

So hat der Hautarzt keine Sorgen,
dass arbeitslos er wäre morgen,

sondern wird in die Pflicht genommen;
man sagt, sein Fach, das sei im Kommen.

Und also hilft er allenthalben
mit diesen oder jenen Salben,
lässt neue auch zusammenrühren,
um die Effloreszenz zu schmieren.

Besonderes ist ihm gegeben,
weil er kennt manches Liebesleben
von Leuten, die das gar nicht wollten
und doch in die Behandlung sollten.

Doch das ist nichts für Tisch und Wände,
drum ist jetzt das Gedicht zu Ende.

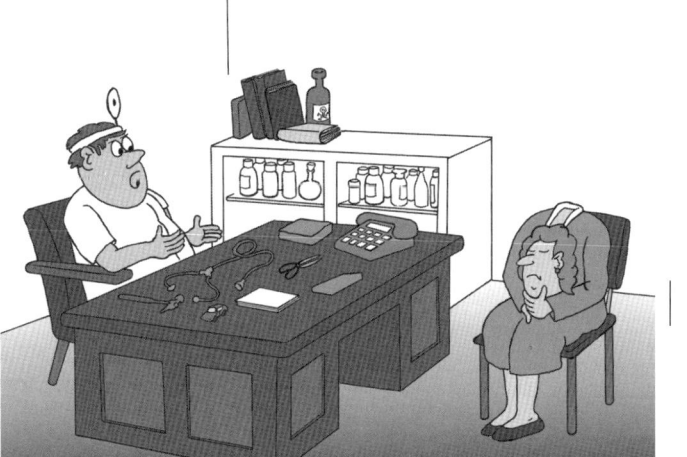

„Heute übertreiben Sie's aber, Frau Mümmelmann!"

Mutter ist jetzt ganz privat und Tante Gertruds Jobwunder

Wenn man als Hausarzt Verwandte hat, die gern und oft Geburtstag feiern oder einfach nur beim Kaffee klatschen, ist es am besten, man hat an solchen Tagen Dienst. Denn nach dem überreichlichen Genuss von fetthaltigen Lebensmitteln und dem Einwerfen der Gegengifte in Form von Tabletten gibt es nur ein Thema: Krankheiten und ihre Behandlung.

Dabei werden gerne aktuelle Erkenntnisse aus der „Apothekenumschau" eingeflochten.

Die behandelnden Ärzte kommen dabei vereinzelt nicht so gut weg. Einerseits, weil sie sich beharrlich weigern, diese wichtige Fortbildungszeitschrift zu lesen. Andererseits wegen ihres Betragens, welches auch nicht durch die permanente Überlastung zu entschuldigen ist. Trotzdem scheinen sie ihr Handwerk zu verstehen. Sonst hätte so manche fröhliche deutsche Rentnerinnenrunde wohl inzwischen größere Lücken.

Ein Psychiater würde den Charakter solcher Zusammenkünfte als „bipolar" bezeichnen. Blitzschnell wechseln Kritik und Begeisterung an der ärztlichen Kunst. Wenn noch ein Vertreter der Krankenkassen dabei säße, wäre die Runde sogar tripolar! Oder wie es ein befreundeter Landarzt treffend beschrieb: „Als Hausarzt ist man der Pfahl, an dem sich jede Sau reibt!"

Aber nehmen Sie doch selbst teil an den Patientenschicksalen. Lesen Sie die Story vom ganz persönlichen Jobwunder meiner Tante Gertud! Und wie meine Mutter privatisiert wurde.

Seit ihr Mann verstorben ist, geht Tante Gertrud wieder voll arbeiten. Und das mit fünfundsiebzig Jahren! Ihr Beruf: „Leistungsempfängerin".

So jedenfalls heißen seit Ulla Schmidt die Patienten.

Für die Jüngeren unter uns: Ulla Schmidt war die einzige Gesundheitsministerin, die von ihrem eigenen Dienstwagen überrollt wurde.

Tante Gertrud sichert mit ihrem Job den „Leistungserbringern" ihren Arbeitsplatz. „Leistungserbringer" sind Ärzte, Apotheker und Bestatter.

Die Ärzte kommen dabei am schlechtesten weg, denn Tante Gertrud ist Kassenpatientin.

Sie erscheint pünktlich am Quartalsbeginn beim Hausarzt und lässt sich sogleich zu fünf Fachärzten überweisen. Wie oft sie dann diese Ärzte besucht, entscheidet sie meistens selbst. Schließlich überweist sie allmonatlich pünktlich ihren Kassenbeitrag. Bezahlt ist bezahlt. Eine Flatrate muss man auch nutzen.

So kommt Tante Gertrud auf mindestens zwei Arztbesuche pro Woche. Im Winter auch mal auf drei, denn in so einer Arztpraxis ist es warm, und die Toiletten sind meistens recht sauber. Außer beim Urologen.

Oft begrüßt man dort auch Bekannte. Neulich traf Tante Gertrud zum Beispiel ihre ehemalige Nachbarin Hildegard, die sie eigentlich nie leiden konnte. Trotzdem waren die beiden so in eine Unterhaltung vertieft, dass sie gar nicht hörten, als der Doktor mehrmals rief „Der Nächste bitte!"

Das ärgerte meine Tante. Es ist aber auch unhöflich, auf diese Art mitten in ein Gespräch unter Frauen hineinzuplatzen, die gerade wieder zueinander finden.

Wenn Tante Gertrud mal keinen Arztbesuch hat, geht sie zur „Physio". Mindestens zwei Mal pro Woche. Monatelang. Geschickt vermarktet sie dabei ihren Rücken abwechselnd beim Hausarzt, dessen Vertretung und dem Orthopäden. Und wenn wirklich mal keiner mehr etwas verschreiben mag, hat sie ja immer noch ihre Ödeme. Wie sungen schon die Alten? „Wenn das Wasser im Bein goldner Wein wär…"

Für Tante Gertrud heißt das Manuelle Lymphdrainage! Als Profi weiß sie: Dafür sind im ärztlichen Heilmittelkatalog sogar gleich zwölf Anwendungen erlaubt statt der üblichen sechs, die es sonst nur gibt.

So bleibt Tante Gertrud immer in Bewegung. „Tätigsein ist alles", pflegt sie zu sagen.

Neulich jedoch war sie richtig sauer. Da ihr Orthopäde überraschend nicht da war (er hatte wohl „Bandscheibe" – und das als Spezialist!), beschloss sie spontan: „Gut, dann gehe ich eben heute noch mal zum Hausarzt!"

Dieser aber meckerte herum: „Die Deutschen rennen im Schnitt achtzehn Mal pro Jahr zum Arzt. Das schaffen Sie spielend in einem Quartal!"

Das war zuviel! Tante Gertrud entschloss sich spontan zum Hausarztwechsel. Und das nach zwanzig Jahren in dieser Praxis. Aber Gesundheit ist nun mal das höchste Gut! Da lässt man sich doch nicht von irgendeinem Allgemeinmediziner-schnösel reinquatschen!

Der Orthopäde meiner Mutter dagegen, Dr. Knut Schen-kelmeier, ist ein feiner Mann.

„Fleißig, adrett und sozial engagiert!", schwärmte sie. Kein Wunder, denn dieser Doktor erfüllte ihr einen lang gehegten Wunsch. Er hat sie zur Privatpatientin gemacht. Einmal so behandelt werden wie die da oben, wie die Merkel, wenn ihr das Bundesverdienst-Kreuz schmerzt.

Extra dafür hat der Doktor im Stadtteil Hüfthausen eine zweite, diesmal private Praxis eröffnet. Dort schuftet er nun zweieinhalb Tage in der Woche.

In seiner Kassenpraxis ist er nur noch selten anzutreffen. Als meine Mutter vor ein paar Wochen dringend ihr Knie vorstellen wollte, weil sie es nicht mehr vor stellen konnte, bot man ihr doch tatsächlich einen Termin in vier Monaten an.

„Aber", so raunte ihr die knochige Arzthelferin vertraulich zu, „gehen Sie doch zu Herrn Doktor privat nach Hüfthausen – so lange Sie noch gehen können!"

Von wem hat der Doktor nur diese soziale Ader?

Vielleicht von seinem Vater, dem alten Schenkelmeier. Der arbeitete als Klempner im damaligen VEB „Krananlagen und Büchsenöffner". Dreimal in der Woche aber ließ er sich nachmittags freistellen, um als Übungsleiter die Halma-Gruppe der Volkssolidarität zu trainieren. In Wirklichkeit aber klempnerte er im Kindergarten seines Sohnes die Waschbecken, gegen ein nur geringes Entgeld.

Meine Mutter jedenfalls ist glücklich. Bereits eine Woche später bekam sie in einer „schön beleuchteten Praxis" (O-Ton Mutter) alles, was sie als Kassenpatientin auch bekommen hätte. Nur dass sie dafür bezahlen durfte. Und alle waren sehr freundlich, sogar der Herr Doktor.

Nächste Woche nun geht sie als Privatpatientin in die Zweitpraxis ihres Gynäkologen zum Ultraschall, und sogar der Hautarzt lud sie schon ein zur Privatfleckenschau.

Nur eines wundert meine Privatmutter. Arbeiteten denn die Väter der anderen beiden Ärzte auch bei „Krananlagen und Büchsenöffner"?

„Auf jeden Fall", strahlt Mutter, „geht es meinem Knie wieder besser. So ein Spezialist wie mein Orthopäde ist wirklich nicht mit Geld zu bezahlen!"

Jedoch was anderes nimmt er nicht …

Der Anästhesist

Der Facharzt für Anästhesie
verdient sein Geld im Schlafe,
erst strotzt du noch vor Energie,
dann zählst du plötzlich Schafe.

Schnell wirkt, was er dir einverleibt,
und ringsum summt und piept es.
Solange alles rhythmisch bleibt,
stört es ihn nicht, er liebt es.

Nahm die OP dann ihren Lauf,
beklopft er dir die Wangen:
„Nun machen Sie die Augen auf!"
ist plötzlich sein Verlangen.

Oft wird von diesem Arzt beklagt
(als wolle man ihn strafen),
dass kein Patient je danke sagt,
er hätte gut geschlafen.

So sieht er die Erfolge nur,
wenn man die Augen aufmacht.
Und nur ganz selten kommt es vor,
dass einer nicht mehr aufwacht.

Gedankensplitter beim Buchschreiben, die aber keine Geschichte werden wollten

Meine Nachbarin hat einen Garten. Seit EHEC redet sie mit ihrem Gemüse. Ihren Porree zum Beispiel spricht sie mit „Eure Durchlaucht" an.

Sonnensturm legte Taschenrechner lahm. Nach kurzem Aufglühen der Solarzellen schmolz er zum Klumpen. Und die Herdplatte darunter war auch an.

Sitze in der Sonne mit meinem Laptop, sehe nix und schreibe blind. BLIND

Sich zu erschießen hilft übrigens bei Alzheimer nur im Frühstadium. Später vergisst man, die Patronen rein zu machen.

Habe Rübenextrakt aus E 10 gefiltert. E 9 schmeckt nun nicht mehr so eklig süß.

Eine Tigerin aus dem Hallenser Zoo erhielt ein künstliches Hüftgelenk. Nun zittern ringsum die Reha-Kliniken, wer sie zur Nachsorge bekommt.

Neuer Anlauf: Japaner wollen Mammut klonen. Wurde auch Zeit; seit Jahren tummeln sich Fehlversuche im deutschen Fernsehen und reden bayrisch.

Habe heute beim Kirschtorte-Essen aus Versehen eine Kernspaltung vollzogen. Ist gar nicht so schlimm.

Habe soeben Lotto gespielt. Aber ohne Zusatzzahl. Man soll ja nicht gierig sein!

Anstatt eines Epilogs: Oktobermorgen

Ich habe solchen Herbst noch nicht erlebt.
Die reifen Früchte brechen fast die Schale.
Und wie ein Meisterdirigent erhebt
jetzt die Natur den Taktstock zum Finale.

Die gold'nen Birken sind vom Schlaf erwacht
und wiegen sich im strahlend blauen Morgen.
Doch im Kastanienbaum hängt noch die Nacht,
ein alter Rabe krächzt als hätt' er Sorgen.

Der kleine Bach trägt Blätter in das Tal,
so vielgestaltig ist die bunte Flotte.
Auf einer Bank sitzt schweigend Opa Grahl
und denkt voll Schwermut an die Zeit mit Lotte.

Der Herbst, so sagte man mir immerzu,
sei eine Zeit für uns, sich zu besinnen …
Ich schüttle einen Stein aus meinem Schuh,
und denke voller Lust ans Neubeginnen.

Herzlichst,
Ihr

Dr. Jörg Vogel

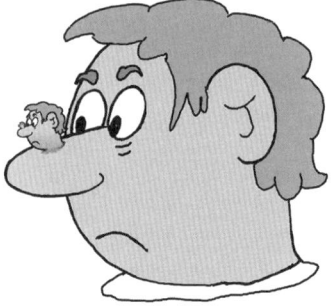

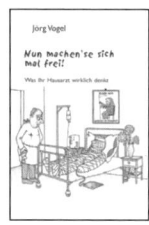
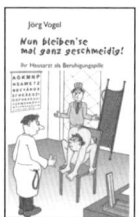
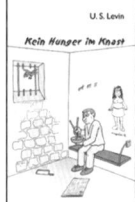
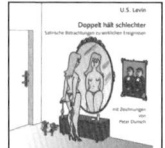